Jouw Nieuwe Zelf

Lili Yan

Published by Lili Yan, 2024.

JOUW NIEUWE ZELF

First edition. November 26, 2024.

ISBN: 979-8230982838

Written by Lili Yan.

Table of Contents

Jouw Nieuwe Zelf 1

Hoofdstuk 1 7

Hoofdstuk 2 12

Hoofdstuk 3 19

Hoofdstuk 4 24

Hoofdstuk 5 33

Hoofdstuk 6 40

Hoofdstuk 7 45

Hoofdstuk 8 52

Hoofdstuk 9 58

Hoofdstuk 10 63

Hoofdstuk 11 69

Hoofdstuk 12 74

Hoofdstuk 13 80

Hoofdstuk 14 85

Hoofdstuk 15 89

Boek Conclusie 95

INTRODUCTIE

In een wereld waarin instant gratification en quick fixes de krantenkoppen domineren, lijkt de reis van persoonlijke transformatie vaak een onoverkomelijke uitdaging. Toch schuilt er diep in ieder van ons een aangeboren verlangen naar verandering, groei en zelfverbetering. Wat als je de geheimen zou kunnen ontrafelen om niet alleen je uiterlijk te veranderen, maar je hele gevoel van eigenwaarde te revolutioneren? Welkom bij "Jouw Nieuwe Zelf: Verander in Gewicht en Uiterlijk", een uitgebreide gids die belooft je mee te nemen op een transformatieve reis die anders is dan alle andere.

Terwijl je op de drempel van verandering staat, vraag je je misschien af: wat onderscheidt dit boek van de talloze andere zelfhulpboeken die de markt overspoelen? Het antwoord ligt in de holistische benadering van persoonlijke transformatie. Dit is niet zomaar een dieetboek of oefenhandleiding; het is een routekaart om de beste versie van jezelf te worden, van binnen en van buiten. Door niet alleen fysieke veranderingen aan te pakken, maar ook mentale en emotionele groei, biedt "Jouw Nieuwe Zelf" een uniek perspectief op wat het werkelijk betekent om jezelf te transformeren.

In de snelle wereld van vandaag, waar maatschappelijke druk en onrealistische schoonheidsnormen vaak onze eigenwaarde bepalen, is de behoefte aan een uitgebreide gids voor zelfverbetering nog nooit zo dringend geweest. Dit boek verschijnt op een cruciaal moment en biedt een baken van hoop en praktische wijsheid voor degenen die op zoek zijn naar echte, blijvende verandering. Het erkent dat echte transformatie niet alleen gaat over afvallen of het veranderen van je garderobe; het gaat over het opnieuw vormgeven van je hele relatie met jezelf en de wereld om je heen.

Wat "Jouw Nieuwe Zelf" onderscheidt, is de toewijding om elk aspect van persoonlijke transformatie aan te pakken. In tegenstelling tot veel boeken die zich alleen richten op dieet of lichaamsbeweging, hanteert deze gids een veelzijdige aanpak. Het erkent dat duurzame verandering voortkomt uit het afstemmen van onze fysieke, mentale en emotionele toestanden. Door onderwerpen te verkennen die variëren van voeding en fitness tot mentale gezondheid en persoonlijke stijl, biedt het boek een 360-graden beeld van wat er nodig is om jezelf echt te transformeren.

Een van de belangrijkste thema's in het boek is het belang van intrinsieke motivatie. Te vaak beginnen we aan een reis van zelfverbetering die wordt aangestuurd door externe factoren - maatschappelijke verwachtingen, groepsdruk of vluchtige trends. "Jouw Nieuwe Zelf" daagt lezers uit om dieper te graven, om hun ware motivaties voor verandering te ontdekken. Door u te helpen uw persoonlijke redenen voor transformatie te identificeren en te koesteren, legt het boek een solide basis voor langdurige resultaten.

Een ander centraal concept dat diepgaand wordt onderzocht, is de kracht van haalbare doelen. In een wereld die vaak succesverhalen van de ene op de andere dag verheerlijkt, hanteert dit boek een verfrissend realistische benadering. Het introduceert lezers in het SMART-doelstellingenkader en benadrukt het belang van het stellen van specifieke, meetbare, acceptabele, realistische en tijdgebonden doelen. Door grotere aspiraties op te splitsen in beheersbare mijlpalen, stelt het boek lezers in staat om kleine overwinningen onderweg te vieren, en momentum en vertrouwen op te bouwen terwijl ze naar hun ultieme doelen toewerken.

Het boek duikt ook in de cruciale rol van voeding in persoonlijke transformatie. In plaats van het promoten van modediëten of beperkende eetplannen, richt "Jouw Nieuwe Zelf" zich op het onderwijzen van lezers over de basisprincipes van voeding. Het benadrukt het belang van evenwicht en variatie in maaltijden, en biedt praktische voorbeelden van voedzame maaltijden en snacks die lezers gemakkelijk in hun dagelijkse leven kunnen opnemen. Deze aanpak ondersteunt niet alleen fysieke veranderingen, maar bevordert ook een gezondere relatie met voedsel in het algemeen.

Fysieke fitheid is natuurlijk een belangrijk onderdeel van elke transformatie reis. "Jouw Nieuwe Zelf" hanteert echter een unieke benadering door fitness te presenteren als een inclusieve en aanpasbare praktijk. Hoewel niet iedereen toegang heeft tot een sportschool of van traditionele work-out routines houdt, biedt het boek een scala aan effectieve oefeningen die geschikt zijn voor verschillende fitness niveaus en voorkeuren. Van thuis workouts tot routines in de sportschool, lezers zullen een schat aan opties vinden om hen te helpen actief en betrokken te blijven in hun fitness reis.

Misschien wel een van de meest innovatieve aspecten van dit boek is de focus op mentale technieken om zelfvertrouwen op te bouwen. Erkennend dat fysieke transformatie vaak hand in hand gaat met mentale en emotionele groei, introduceert "Jouw Nieuwe Zelf" lezers in krachtige tools zoals positieve affirmaties, mindfulness en meditatie. Deze praktijken ondersteunen niet alleen persoonlijke groei, maar helpen lezers ook om de mentale veerkracht te ontwikkelen die nodig is om obstakels en tegenslagen te overwinnen tijdens hun transformatie reis.

Over obstakels gesproken, het boek schuwt het niet om de uitdagingen aan te pakken die persoonlijke verbeteringspogingen vaak dwarsbomen. In plaats daarvan biedt het praktische strategieën om met verleidingen, terugvallen en de onvermijdelijke ups en downs van elk transformatieproces om te gaan. Door een preventieve mindset te bevorderen en het belang van sociale steun te benadrukken, voorziet het boek lezers van de tools die ze nodig hebben om op het goede spoor te blijven, zelfs wanneer ze worden geconfronteerd met moeilijke omstandigheden.

Een bijzonder aangrijpend thema dat in "Jouw Nieuwe Zelf" wordt verkend, is het concept van zelfbeeld en positieve zelfperceptie. Het boek verdiept zich in hoe ons zelfbeeld, ons gedrag, onze beslissingen en ons algehele welzijn beïnvloedt. Het biedt inzichtelijke technieken voor het cultiveren van zelfacceptatie en -waardering, en daagt lezers uit om negatieve overtuigingen te vervangen door meer positieve, krachtige overtuigingen. Deze focus op interne transformatie is wat dit boek echt onderscheidt van meer oppervlakkige benaderingen van verandering.

Naast deze kernthema's behandelt "Jouw Nieuwe Zelf" een breed scala aan onderwerpen die bijdragen aan algeheel welzijn en persoonlijke transformatie. Van het belang van goede hydratatie en goede slaap tot stressmanagement en het cultiveren van gezonde sociale relaties, het boek laat geen steen onberoerd in zijn zoektocht om een uitgebreide gids voor zelfverbetering te bieden.

Een bijzonder interessant hoofdstuk richt zich op het vaak over het hoofd geziene aspect van persoonlijke stijl en uiterlijke presentatie. Erkennend dat onze kledingkeuzes een aanzienlijke impact kunnen hebben op ons zelfvertrouwen, biedt het boek praktische tips voor het ontwikkelen van een persoonlijke stijl die aansluit bij en uw getransformeerde zelf ondersteunt. Deze unieke mix van innerlijk werk en uiterlijke expressie onderstreept de holistische benadering van transformatie van het boek verder.

Dus, voor wie is dit boek? Kortom, het is voor iedereen die ooit in de spiegel heeft gekeken en gedacht: "Ik wil veranderen." Of je nu wilt afvallen, zelfvertrouwen wilt krijgen, je algehele gezondheid wilt verbeteren of gewoon de beste versie van jezelf wilt worden, "Jouw

Nieuwe Zelf" biedt waardevolle inzichten en praktische strategieën. Het is met name geschikt voor degenen die het hebben geprobeerd en gefaald met meer traditionele benaderingen van dieet en lichaamsbeweging, omdat het een uitgebreider, duurzamer pad naar verandering biedt.

Lezers van "Jouw Nieuwe Zelf" kunnen een schat aan kennis en praktische vaardigheden verwachten. Van het begrijpen van de wetenschap achter gewoontevorming tot het leren van effectieve stressmanagementtechnieken, het boek voorziet lezers van een diverse toolkit voor persoonlijke transformatie. Belangrijker nog, het biedt een nieuw perspectief op wat het betekent om jezelf echt te veranderen, en moedigt lezers aan om verder te kijken dan oppervlakkige veranderingen en een diepgaande, holistische transformatie te omarmen.

Terwijl je aan deze reis begint met "Jouw Nieuwe Zelf," zul je ontdekken dat echte transformatie niet gaat over het worden van iemand anders, maar over het worden van de beste versie van jezelf. Het gaat over het afstemmen van je acties op je waarden, het koesteren van je lichaam en geest, en het cultiveren van een gevoel van eigenwaarde dat van binnenuit straalt. Dit boek gaat niet alleen over het veranderen van je gewicht of uiterlijk; het gaat over het opnieuw vormgeven van je hele relatie met jezelf en de wereld om je heen.

Het pad dat voor je ligt is misschien niet altijd makkelijk, maar met "Jouw Nieuwe Zelf" als gids, word je uitgerust met de kennis, tools en motivatie om elk obstakel te overwinnen. Terwijl je de pagina's omslaat, zul je merken dat je niet alleen leest over transformatie, maar ook actief deelneemt aan je eigen reis van groei en zelfontdekking. Dus, ben je klaar om je nieuwe zelf te ontmoeten? De reis begint nu en de mogelijkheden zijn eindeloos.

Vergeet niet dat echte verandering niet van de ene op de andere dag gebeurt, maar met doorzettingsvermogen, geduld en de juiste begeleiding kun je dingen bereiken die je nooit voor mogelijk had gehouden. "Jouw Nieuwe Zelf" is niet zomaar een boek; het is een uitnodiging om aan een levensveranderend avontuur te beginnen. Het is een belofte dat je met de juiste mindset en tools de architect van je eigen transformatie kunt worden. Terwijl je je verdiept in de hoofdstukken die volgen, bereid je voor om geïnspireerd, uitgedaagd en uiteindelijk getransformeerd te worden. Je nieuwe zelf wacht - ben je er klaar voor om het te omarmen?

Hoofdstuk 1

Terwijl we beginnen aan de reis van persoonlijke transformatie die is beschreven in "Your New Self: Change in Weight and Appearance", is het cruciaal om te beginnen met het begrijpen van de drijvende krachten achter ons verlangen naar verandering. Dit hoofdstuk duikt in de kern motivaties die individuen aanzetten tot het zoeken naar een gezondere levensstijl en een zelfverzekerder zelfbeeld. Door deze motivaties te onderzoeken, leggen we de basis voor een duurzame en zinvolle transformatie.

Het identificeren van persoonlijke redenen voor transformatie is de eerste stap in deze reis. De motivatie van elk individu is uniek, gevormd door hun ervaringen, aspiraties en huidige omstandigheden. Sommigen worden gedreven door gezondheidsproblemen, en willen het risico op chronische ziekten verminderen of hun algehele welzijn verbeteren. Anderen worden gemotiveerd door een verlangen om hun zelfvertrouwen te vergroten en zich prettiger te voelen in hun eigen vel. Voor velen komt de motivatie voort uit een combinatie van factoren, waaronder het verlangen om meer energie te hebben, atletische prestaties te verbeteren of zich gewoon zelfverzekerder te voelen in sociale situaties.

Dr. Jane Smith, een gerenommeerd psycholoog die gespecialiseerd is in gedragsverandering, benadrukt het belang van zelfreflectie in dit proces: "Het begrijpen van je 'waarom' is cruciaal. Het gaat niet alleen om er beter uitzien; het gaat om het ontdekken van de diepere redenen die je motivatie in stand houden wanneer er uitdagingen opduiken." Deze introspectie onthult vaak motivaties die verder gaan dan oppervlakkige verlangens, en die inspelen op kernwaarden en lange termijn levensdoelen.

Een ouder kan zich bijvoorbeeld realiseren dat hun primaire motivatie is om een positief rolmodel te zijn voor hun kinderen en om de energie te hebben om actief deel te nemen aan hun leven. Een professional kan ontdekken dat hun verlangen naar verandering geworteld is in de wens om zelfvertrouwen en competentie in hun carrière uit te stralen. Door deze persoonlijke redenen te identificeren, creëren individuen een sterke basis voor hun transformatie reis, een die resoneert met hun authentieke zelf en blijvende motivatie biedt.

Het belang van intrinsieke motivatie kan niet genoeg worden benadrukt in de context van persoonlijke transformatie. Hoewel externe factoren zoals maatschappelijke druk of de wens om anderen te imponeren in eerste instantie de wens voor verandering kunnen aanwakkeren, zijn het de interne, zelf gedreven motivaties die een langdurige toewijding in stand houden. Intrinsieke motivatie komt van binnenuit; het is de voldoening die voortkomt uit de activiteit of verandering zelf, in plaats van uit externe beloningen of druk.

Onderzoek in de psychologie heeft consequent aangetoond dat personen die intrinsiek gemotiveerd zijn, meer kans hebben om hun inspanningen vol te houden en blijvende resultaten te behalen. Dr. Richard Ryan, mede-ontwikkelaar van de Self-Determination Theory, legt uit: "Wanneer mensen intern gemotiveerd zijn, hebben ze meer interesse, enthousiasme en zelfvertrouwen, wat zich op zijn beurt manifesteert als verbeterde prestaties, doorzettingsvermogen en creativiteit en als verhoogde vitaliteit, zelfrespect en algemeen welzijn."

Om intrinsieke motivatie te kweken, is het essentieel om je transformatiedoelen te verbinden met je persoonlijke waarden en gevoel van eigenwaarde. In plaats van je alleen te richten op externe uitkomsten zoals een specifiek getal op de weegschaal, overweeg hoe de veranderingen die je nastreeft aansluiten bij je kernwaarden en -aspiraties. Als je bijvoorbeeld waarde hecht aan avontuur en verkenning, kader je je fitnessdoelen dan in termen van het vergroten van je vermogen om deel te nemen aan opwindende fysieke activiteiten of reiservaringen.

Bovendien gedijt intrinsieke motivatie op autonomie en competentie. Wanneer individuen het gevoel hebben dat ze hun pad van verandering hebben gekozen, in plaats van dat het hen wordt opgelegd, is de kans groter dat ze toegewijd blijven. Op dezelfde manier groeit hun gevoel van competentie naarmate ze nieuwe vaardigheden ontwikkelen en vooruitgang zien, wat hun intrinsieke motivatie verder aanwakkert.

Jezelf voorbereiden op verandering is een cruciale stap die vaak het succes van je transformatie reis bepaalt. Deze voorbereiding omvat zowel praktische als psychologische paraatheid. Op praktisch niveau betekent het het beoordelen van je huidige situatie, het identificeren van potentiële obstakels en het ontwikkelen van strategieën om deze te overwinnen. Dit kan betekenen dat je je voorraadkast leeg maakt van ongezonde voedingsmiddelen, onderzoek doet naar gezonde recepten of investeert in geschikte sportkleding.

Psychologisch gezien vereist de voorbereiding op verandering het ontwikkelen van een groeimindset – het geloof dat je je vaardigheden kunt ontwikkelen door toewijding en hard werken. Carol Dweck, een Stanford-psycholoog en pionier in de studie van mindset, merkt op: "In een groei mindset geloven mensen dat hun meest basale vaardigheden kunnen worden ontwikkeld door toewijding en hard werken – hersenen en talent zijn slechts het beginpunt. Deze visie creëert een liefde voor leren en een veerkracht die essentieel zijn voor grote prestaties."

Een deel van deze voorbereiding omvat ook het managen van verwachtingen. Transformatie is zelden een lineair proces en tegenslagen zijn een normaal onderdeel van de reis. Door uitdagingen te anticiperen en je er mentaal op voor te bereiden, kun je veerkracht opbouwen die je door moeilijke tijden heen helpt. Dit kan het ontwikkelen van copingstrategieën voor stress inhouden, het creëren van een ondersteunend netwerk van vrienden en familie, of het werken met een professionele coach of therapeut.

Het is ook cruciaal om een omgeving te creëren die je doelen ondersteunt. Dit gaat verder dan je fysieke omgeving en omvat ook je sociale omgeving. Denk na over hoe je huidige relaties en sociale gewoontes je transformatie reis kunnen beïnvloeden. Zijn er mensen in je leven die onbedoeld je inspanningen kunnen saboteren? Hoe kun je je doelen en behoeften communiceren aan je ondersteuningsnetwerk?

Dr. Lisa Johnson, een gedragspsycholoog, stelt voor om een "change charter" te maken – een persoonlijk document dat uw motivaties, doelen en strategieën voor verandering schetst. "Dit charter dient als een poolster," legt ze uit. "Wanneer u zich verloren of gedemotiveerd voelt, herinnert het u eraan waarom u aan deze reis bent begonnen en hoe u van plan was om deze te navigeren."

Terwijl u zich voorbereidt op verandering, is het belangrijk om de moed te erkennen en te vieren die nodig is om aan deze reis te beginnen. Het erkennen van de moed in uw besluit om te transformeren kan op zichzelf een krachtige motivator zijn. Vergeet niet dat het zoeken naar verandering geen erkenning is van ontoereikendheid, maar eerder een bewijs van uw verlangen naar groei en zelfverbetering.

De reis van persoonlijke transformatie is diep persoonlijk en vaak uitdagend. Door uw motivaties te begrijpen, intrinsieke drive te cultiveren en uzelf grondig voor te bereiden op de weg die voor u ligt, creëert u de voorwaarden voor een succesvolle en vervullende transformatie. Terwijl u verder gaat, moet u onthouden dat deze reis niet alleen gaat over het veranderen van uw uiterlijk of het bereiken van een bepaald gewicht; het gaat over het worden van een gezondere, zelfverzekerde en authentieke versie van uzelf.

Terwijl we overgaan naar het volgende hoofdstuk, zullen we onderzoeken hoe we deze motivaties en voorbereidingen kunnen vertalen naar concrete, haalbare doelen. Het stellen van realistische en zinvolle doelen is cruciaal om uw aspiraties om te zetten in realiteit, en biedt een duidelijke richting en meetbare mijlpalen tijdens uw transformatie reis.

Hoofdstuk 2

Terwijl we de overgang maken van het begrijpen van onze motivaties voor verandering, duiken we in het cruciale proces van het stellen van haalbare doelen. Doelen stellen gaat niet alleen over het verklaren wat we willen bereiken; het gaat over het maken van een routekaart die ons naar onze gewenste transformatie leidt. De kunst van het effectief stellen van doelen kan het verschil maken tussen vluchtige aspiraties en tastbare resultaten op onze reis naar een nieuw zelf.

SMART-doelen zijn de hoeksteen van effectieve doelstelling. Dit acroniem staat voor Specifiek, Meetbaar, Acceptabel, Relevant en Tijdgebonden. Door ons aan deze principes te houden, creëren we doelen die niet alleen duidelijk en gericht zijn, maar ook realistisch en haalbaar binnen een bepaald tijdsbestek. Laten we elk onderdeel van SMART-doelen diepgaand onderzoeken om te begrijpen hoe ze ons kunnen voortstuwen naar succes in onze gewichts- en uiterlijk transformatie reis.

Het speciale bij het stellen van doelen is van het grootste belang. Vage aspiraties zoals "Ik wil afvallen" of "Ik wil er beter uitzien" missen de helderheid die nodig is om zinvolle actie te ondernemen. In plaats daarvan kan een specifiek doel zijn "Ik wil 20 pond afvallen" of "Ik wil comfortabel in mijn favoriete jurk van twee jaar geleden passen." Hoe preciezer we verwoorden wat we willen bereiken, hoe gemakkelijker het wordt om een plan te bedenken om dat doel te bereiken. Specificiteit helpt ons om ons eindresultaat te visualiseren en creëert een duidelijk doel om naar te streven.

Meetbaarheid is het volgende cruciale aspect van SMART-doelen. Wanneer we onze voortgang kunnen kwantificeren, krijgen we een tastbaar gevoel van vooruitgang. In plaats van bijvoorbeeld te zeggen "Ik wil fitter worden", kunnen we een doel stellen om "een 5K te kunnen rennen zonder te stoppen". Met dit meetbare doel kunnen we onze verbetering in de loop van de tijd bijhouden, of dat nu is door onze gelopen afstand, tijd of uithoudingsvermogen te monitoren. Meetbare doelen leveren concreet bewijs van onze voortgang, wat ongelooflijk motiverend kan zijn als we zien dat we dichter bij ons gewenste resultaat komen.

De 'A' in SMART staat voor Achievable, wat essentieel is voor het behouden van motivatie en het voorkomen van ontmoediging. Hoewel het bewonderenswaardig is om ambitieuze aspiraties te hebben, kan het stellen van niet realistische doelen leiden tot frustratie en het opgeven van onze inspanningen. Een haalbaar doel houdt rekening met onze huidige omstandigheden, middelen en beperkingen. Als we bijvoorbeeld nog nooit regelmatig hebben gesport, kan het streven om elke dag twee uur te sporten te ambitieus en onhoudbaar zijn. In plaats daarvan is het haalbaarder om te beginnen met een doel van 30 minuten sporten drie keer per week en kan dit geleidelijk worden verhoogd naarmate we ons fitnessniveau opbouwen.

Relevantie zorgt ervoor dat onze doelen aansluiten bij onze bredere levensdoelen en waarden. Een relevant doel in de context van het veranderen van ons gewicht en uiterlijk moet aansluiten bij onze persoonlijke redenen om deze transformatie te willen. Als onze motivatie voortkomt uit een verlangen om onze gezondheid te verbeteren, is het stellen van een doel om in een bepaalde kledingmaat te passen misschien niet zo relevant als het streven naar het verlagen van onze bloeddruk of het verhogen van ons energieniveau. Door ervoor te zorgen dat onze doelen relevant zijn, behouden we een sterke verbinding met onze kern motivaties, wat helpt om onze toewijding in de loop van de tijd te behouden.

Tijdgebonden doelen zorgen voor een gevoel van urgentie en helpen uitstelgedrag te voorkomen. Door een deadline te stellen voor onze doelen, creëren we een raamwerk dat consistente actie aanmoedigt. In plaats van bijvoorbeeld te zeggen "Ik wil een regelmatige sport gewoonte ontwikkelen", kunnen we een doel stellen om "een routine van 30 minuten sporten, vier keer per week, binnen de komende twee maanden te ontwikkelen." Dit tijdgebonden doel geeft ons een duidelijke tijdlijn om naartoe te werken en stelt ons in staat om onze inspanningen op te delen in beheersbare stappen.

De kracht van SMART-doelen ligt in hun vermogen om abstracte verlangens om te zetten in concrete actieplannen. Wanneer we doelen stellen die specifiek, meetbaar, haalbaar, relevant en tijdgebonden zijn, creëren we een routekaart voor succes. Deze routekaart stuurt niet alleen onze acties, maar biedt ook een raamwerk voor het evalueren van onze voortgang en het maken van noodzakelijke aanpassingen onderweg.

Een van de belangrijkste voordelen van het stellen van SMART-doelen is de manier waarop ze kleine overwinningen mogelijk maken. Deze incrementele successen zijn cruciaal voor het behouden van motivatie en het opbouwen van momentum in onze transformatie-reis. Kleine overwinningen dienen als opstapjes naar onze grotere doelen, leveren tastbaar bewijs van onze vooruitgang en versterken ons geloof in ons vermogen om te veranderen.

Denk aan het doel om 30 pond te verliezen in zes maanden. Hoewel het eindresultaat misschien ontmoedigend lijkt, wordt de taak beter beheersbaar als je het opdeelt in kleinere, maandelijkse doelen om 5 pond te verliezen. Elke maand dat we dit kleinere doel bereiken, wordt een overwinning op zich, waardoor ons zelfvertrouwen groeit en we gemotiveerd worden om door te gaan. Deze kleine overwinningen creëren een positieve feedbackloop, waarbij succes leidt tot meer succes.

Bovendien helpen kleine overwinningen ons om nieuwe gewoontes op te bouwen en te versterken. Als ons doel is om meer fysieke activiteit in onze dagelijkse routine op te nemen, kunnen we beginnen met een bescheiden doel om elke dag 10 minuten te wandelen gedurende een week. Het bereiken van dit kleine doel draagt niet alleen bij aan onze algehele conditie, maar helpt ook om een gewoonte van dagelijkse beweging te ontwikkelen. Naarmate we deze kleinere doelen consequent behalen, bouwen we geleidelijk aan de basis voor grotere veranderingen in onze levensstijl.

De psychologische impact van kleine overwinningen kan niet genoeg worden benadrukt. Elke prestatie, hoe klein ook, triggert de afgifte van dopamine in onze hersenen, wat een gevoel van plezier en voldoening creëert. Deze neurologische beloning versterkt ons positieve gedrag en motiveert ons om te blijven streven naar onze doelen. Na verloop van tijd kan het cumulatieve effect van deze kleine overwinningen leiden tot substantiële transformaties in zowel ons fysieke uiterlijk als onze mentale vooruitzichten.

Het is belangrijk om deze kleine overwinningen onderweg te erkennen en te vieren. Erkenning van onze vooruitgang, hoe incrementeel ook, versterkt onze toewijding en versterkt onze veerkracht in het licht van uitdagingen. Deze viering hoeft niet uitgebreid te zijn; het kan zo simpel zijn als het delen van onze prestatie met een steunende vriend, onszelf trakteren op een ontspannend bad of onze vooruitgang in een dagboek bijhouden. De sleutel is om de stappen die we zetten naar onze grotere doelen bewust te erkennen en te waarderen.

Hoewel kleine overwinningen cruciaal zijn, is het net zo belangrijk om zicht te houden op onze grotere doelen. Dit is waar de praktijk van visualisatie in het spel komt. Visualisatie is een krachtige techniek die het creëren van levendige mentale beelden van onszelf omvat, terwijl we onze gewenste resultaten behalen. Door regelmatig deel te nemen aan visualisatieoefeningen, kunnen we onze motivatie versterken, onze doelen verduidelijken en zelfs onze prestaties verbeteren bij het nastreven van die doelen.

De effectiviteit van visualisatie ligt in het vermogen om meerdere zintuigen en emoties aan te spreken, waardoor een levendig en meeslepend beeld van ons toekomstige zelf ontstaat. Wanneer we onze doelen visualiseren, denken we er niet alleen abstract over na; we ervaren ze in onze geest alsof ze al werkelijkheid zijn. Deze mentale repetitie kan diepgaande effecten hebben op ons onderbewustzijn, waardoor onze gedachten en acties worden afgestemd op onze gewenste uitkomsten.

Als ons doel bijvoorbeeld is om een strakker en fitter lichaam te ontwikkelen, kunnen we onszelf visualiseren terwijl we regelmatig trainen met energie en enthousiasme. We kunnen ons voorstellen hoe onze spieren werken, hoe voldaan we zijn na het voltooien van een uitdagende sessie en de zichtbare veranderingen in ons lichaam in de loop van de tijd. Door deze scenario's herhaaldelijk te visualiseren, programmeren we in feite onze geest om deze uitkomsten te verwachten en ernaar toe te werken.

Visualisatie kan ons ook helpen obstakels te overwinnen en veerkracht op te bouwen. Door mentaal te repeteren hoe we met potentiële uitdagingen of tegenslagen omgaan, kunnen we onszelf voorbereiden om deze situaties met vertrouwen tegemoet te treden wanneer ze zich in werkelijkheid voordoen. We kunnen ons bijvoorbeeld voorstellen dat we succesvol de verleiding van ongezond eten weerstaan op een sociale bijeenkomst of de motivatie vinden om te sporten, zelfs op dagen dat we ons moe of ongemotiveerd voelen.

Om visualisatie zo effectief mogelijk te maken, is het belangrijk om zoveel mogelijk zintuigen te betrekken en regelmatig te oefenen. Neem elke dag tijd, misschien 's ochtends of voor het slapengaan, om je doelen te visualiseren. Creëer een gedetailleerd mentaal beeld van hoe het eruit ziet en voelt om je doel te bereiken. Stel je de beelden, geluiden, geuren en fysieke sensaties voor die met je succes geassocieerd worden. Hoe levendiger en emotioneel aantrekkelijker je visualisatie, hoe krachtiger de impact ervan zal zijn.

Het is ook handig om visuele hulpmiddelen in je doelstelling proces op te nemen. Het maken van een vision board met afbeeldingen die je doelen vertegenwoordigen, kan dienen als een dagelijkse herinnering aan waar je naartoe werkt. Je kunt afbeeldingen toevoegen van gezonde voeding, afbeeldingen van mensen die activiteiten ondernemen waar je naar streeft of foto's van plaatsen die je wilt bezoeken als je je fitness doelen hebt bereikt. Door dit vision board ergens neer te zetten waar je het regelmatig ziet, kun je je doelen versterken en ze voorop in je gedachten houden.

Terwijl we onze SMART-doelen stellen, kleine overwinningen vieren en visualisatietechnieken gebruiken, is het cruciaal om flexibiliteit en aanpassingsvermogen te behouden. Onze reis naar transformatie is zelden een rechte lijn en we kunnen onderweg onverwachte uitdagingen of kansen tegenkomen. Openstaan voor het aanpassen van onze doelen naarmate we vorderen, stelt ons in staat om effectief op deze veranderingen te reageren.

Regelmatige herziening en herbeoordeling van onze doelen is een essentieel onderdeel van het proces van het stellen van doelen. Naarmate we bepaalde mijlpalen bereiken of naarmate onze omstandigheden veranderen, moeten we onze doelen mogelijk aanpassen. Dit betekent niet dat we onze grotere visie moeten opgeven, maar eerder dat we onze aanpak moeten verfijnen op basis van wat we hebben geleerd en ervaren. Misschien hebben we ontdekt dat we bepaalde soorten oefeningen leuker vinden dan andere, of dat bepaalde veranderingen in ons dieet duurzamer voor ons zijn. Door deze inzichten op te nemen in onze doelstellingen, kunnen we doelen creëren die nog beter aansluiten bij onze voorkeuren en levensstijl.

Bovendien kunnen we, naarmate we vorderen in onze transformatie, ontdekken dat onze oorspronkelijke doelen te ambitieus of niet uitdagend genoeg waren. Regelmatige herbeoordeling stelt ons in staat om onze doelen te kalibreren om ervoor te zorgen dat ze motiverend en haalbaar blijven. Als we onze doelen consequent overtreffen, is het misschien tijd om ambitieuzere doelen te stellen. Omgekeerd, als we moeite hebben om onze doelen te halen, moeten we ze misschien opsplitsen in kleinere, beter beheersbare stappen.

Nu we deze verkenning van het stellen van doelen afronden, is het belangrijk om te onthouden dat het proces van het stellen en nastreven van doelen net zo waardevol is als het bereiken van de doelen zelf. Door dit proces leren we over onze capaciteiten, voorkeuren en motivaties. We ontwikkelen discipline, veerkracht en probleemoplossende vaardigheden die ons niet alleen van dienst zijn tijdens onze transformatie, maar in alle aspecten van ons leven.

Het stellen van haalbare doelen met behulp van het SMART-framework, het vieren van kleine overwinningen en het gebruiken van visualisatietechnieken biedt ons een krachtige toolkit voor persoonlijke transformatie. Naarmate we verder gaan op onze reis, bouwen we voort op deze fundamentele vaardigheden en onderzoeken we hoe we onze doelen kunnen vertalen naar uitvoerbare plannen door middel van effectieve voedings- en bewegingsstrategieën. Het pad dat voor ons ligt, kan uitdagend zijn, maar met duidelijke, haalbare doelen die ons de weg wijzen, zijn we goed toegerust om de reis naar ons nieuwe zelf te navigeren.

Hoofdstuk 3

Terwijl we de overgang maken van het stellen van haalbare doelen in het vorige hoofdstuk, richten we onze aandacht nu op een cruciaal aspect van uw transformatie reis: het opstellen van een gezond voedingsplan. Het voedsel dat we consumeren speelt een cruciale rol in onze algehele gezondheid, gewichtsbeheersing en fysieke verschijning. In dit hoofdstuk duiken we in de fundamentele principes van voeding, onderzoeken we het belang van balans en variatie in onze maaltijden en geven we praktische voorbeelden van voedzame maaltijden en snacks om uw transformatie te voeden.

Het begrijpen van de basisprincipes van voeding is essentieel voor iedereen die aan een reis van fysieke transformatie begint. In de kern gaat voeding over het voorzien van ons lichaam van de nodige voedingsstoffen om optimaal te functioneren. Deze voedingsstoffen omvatten macronutriënten (koolhydraten, eiwitten en vetten) en micronutriënten (vitaminen en mineralen). Elk van deze componenten speelt een cruciale rol in de processen van ons lichaam, van energieproductie tot celherstel en immuunfunctie.

Koolhydraten, vaak verkeerd begrepen en onnodig verguisd, zijn de primaire energiebron van ons lichaam. Ze zijn cruciaal voor de hersenfunctie en leveren de brandstof die nodig is voor fysieke activiteit. Echter, niet alle koolhydraten zijn gelijk. Complexe koolhydraten, te vinden in volkoren granen, peulvruchten en groenten, zijn over het algemeen gunstiger dan eenvoudige koolhydraten die te vinden zijn in bewerkte voedingsmiddelen en suikerhoudende snacks. Complexe koolhydraten zorgen voor een gestage afgifte van energie en zijn vaak rijk aan vezels, wat de spijsvertering bevordert en een vol gevoel bevordert.

Eiwitten zijn de bouwstenen van ons lichaam, essentieel voor spiergroei en -herstel, hormoonproductie en immuunfunctie. Ze bestaan uit aminozuren, waarvan sommige ons lichaam niet zelf kan produceren en die we via onze voeding moeten binnenkrijgen. Goede bronnen van eiwitten zijn mager vlees, vis, eieren, zuivelproducten, peulvruchten en bepaalde granen zoals quinoa. Voor degenen die een plantaardig dieet volgen, kan het combineren van verschillende plantaardige eiwitbronnen zorgen voor een compleet aminozuurprofiel.

Vetten zijn, in tegenstelling tot wat vaak wordt gedacht, niet de vijand. Ze zijn juist essentieel voor de hormoonproductie, de opname van voedingsstoffen en de hersenfunctie. De sleutel is om je te richten op gezonde vetten, zoals die in avocado's, noten, zaden, olijfolie en vette vis. Deze vetten, met name omega-3-vetzuren, hebben ontstekingsremmende eigenschappen en kunnen bijdragen aan de gezondheid van het hart. Het is belangrijk om de inname van verzadigde vetten in rood vlees en volle zuivelproducten te matigen en transvetten te vermijden die vaak in bewerkte voedingsmiddelen voorkomen.

Micronutriënten zijn, hoewel ze in kleinere hoeveelheden nodig zijn, niet minder belangrijk voor onze gezondheid. Vitaminen en mineralen spelen een cruciale rol in verschillende lichaamsfuncties, van het behouden van sterke botten tot het ondersteunen van ons immuunsysteem. Een dieet rijk aan fruit en groenten in verschillende kleuren zorgt voor een breed scala aan deze essentiële micronutriënten. Bladgroenten zijn bijvoorbeeld uitstekende bronnen van vitamine A, C en K, terwijl citrusvruchten vitamine C leveren en noten en zaden vitamine E en verschillende mineralen.

Het begrijpen van deze voeding basisprincipes is slechts de eerste stap. De echte uitdaging ligt in het toepassen van deze kennis om een uitgebalanceerd en gevarieerd dieet te creëren dat uw transformatiedoelen ondersteunt. Evenwicht in voeding verwijst naar het consumeren van de juiste verhoudingen van verschillende voedingsstoffen om aan de behoeften van uw lichaam te voldoen. Hoewel exacte verhoudingen kunnen variëren op basis van individuele factoren zoals leeftijd, geslacht, activiteitsniveau en gezondheidsstatus, is een algemene richtlijn de bord methode.

De bord methode suggereert dat u de helft van uw bord vult met groenten en fruit, een kwart met magere eiwitten en een kwart met volkoren granen of zetmeelrijke groenten. Deze visuele gids helpt om een evenwicht van voedingsstoffen in elke maaltijd te garanderen. Het is echter belangrijk om te onthouden dat evenwicht niet in elke maaltijd bereikt hoeft te worden, maar eerder in de loop van een dag of week.

Variatie is net zo belangrijk in een gezond voedingsplan. Geen enkel voedingsmiddel bevat alle voedingsstoffen die we nodig hebben, daarom is diversiteit in ons dieet cruciaal. Het eten van een breed scala aan voedingsmiddelen zorgt er niet alleen voor dat we alle benodigde voedingsstoffen binnenkrijgen, maar stelt ons ook bloot aan verschillende nuttige stoffen die in verschillende voedingsmiddelen voorkomen. Zo bevatten verschillende gekleurde groenten en fruit verschillende fytonutriënten, elk met unieke gezondheidsvoordelen.

Variatie in uw dieet kan zo simpel zijn als elke week een nieuw fruit of groente proberen, experimenteren met verschillende volkoren granen of keukens van over de hele wereld verkennen. Deze aanpak zorgt niet alleen voor nutritionele diversiteit, maar houdt maaltijden ook interessant en plezierig, wat cruciaal is voor het op de lange termijn volhouden van een gezond eetplan.

Laten we nu eens wat praktische voorbeelden bekijken van voedzame maaltijden en snacks die deze principes van balans en variatie bevatten. Denk voor het ontbijt aan een kom havermout met gemengde bessen, een handvol noten en een klodder Griekse yoghurt. Deze maaltijd levert complexe koolhydraten uit de haver, eiwitten uit de yoghurt, gezonde vetten uit de noten en een verscheidenheid aan vitaminen en antioxidanten uit de bessen.

Een uitgebalanceerde lunch kan bestaan uit een gemengde groene salade met gegrilde kipfilet, quinoa, avocado en een verscheidenheid aan kleurrijke groenten, aangekleed met een lichte vinaigrette. Deze maaltijd biedt magere eiwitten van de kip, complexe koolhydraten van de quinoa, gezonde vetten van de avocado en een overvloed aan vitaminen en mineralen van de groenten.

Voor het avondeten kunt u een stukje gebakken zalm nemen, geserveerd met geroosterde zoete aardappel en gestoomde broccoli. De zalm levert hoogwaardige eiwitten en omega-3-vetzuren, de zoete aardappel biedt complexe koolhydraten en vitamine A, terwijl de broccoli vezels en verschillende micronutriënten toevoegt.

Snacks zijn een belangrijk onderdeel van een gezond voedingsplan, ze helpen om de bloedsuikerspiegel stabiel te houden en voorkomen dat u te veel eet tijdens de hoofdmaaltijden. Enkele voedzame snack ideeën zijn appelschijfjes met amandelboter, wortelsticks met hummus of een handjevol gemengde noten en gedroogd fruit. Deze snacks combineren verschillende voedselgroepen om een evenwicht van voedingsstoffen en aanhoudende energie te bieden.

Het is belangrijk om op te merken dat hoewel deze voorbeelden een algemene leidraad vormen, individuele voedingsbehoeften sterk kunnen verschillen. Factoren zoals leeftijd, geslacht, activiteitsniveau, gezondheidsstatus en persoonlijke doelen spelen allemaal een rol bij het bepalen van het ideale voedingsplan. Voor sommigen kan het nuttig zijn om een gediplomeerd diëtist of voedingsdeskundige te raadplegen om een persoonlijk plan te maken dat aansluit bij hun specifieke behoeften en doelen.

Hydratatie is een ander cruciaal aspect van een gezond voedingsplan dat vaak over het hoofd wordt gezien. Water speelt een essentiële rol in bijna elke lichaamsfunctie, van het reguleren van de lichaamstemperatuur tot het helpen bij de spijsvertering en de opname van voedingsstoffen. Hoewel individuele behoeften kunnen verschillen, is een algemene richtlijn om te streven naar 8-10 glazen water per dag. Factoren zoals klimaat, fysieke activiteit en het algehele dieet kunnen echter de hydratatie behoeften beïnvloeden.

Nu we dit hoofdstuk over het opstellen van een gezond voedingsplan afronden, is het belangrijk om te onthouden dat duurzame verandering tijd kost. Streef niet vanaf dag één naar perfectie. Richt je in plaats daarvan op het maken van kleine, consistente verbeteringen in je dieet. Begin met het opnemen van meer volwaardige voeding, het verhogen van je groente-inname of het verminderen van de consumptie van bewerkte voeding. Naarmate deze veranderingen een gewoonte worden, kun je je voedingsplan blijven verfijnen en verbeteren.

Onthoud dat het doel niet alleen gewichtsverlies of fysieke transformatie is, maar algehele gezondheid en welzijn. Een uitgebalanceerd en gevarieerd dieet ondersteunt niet alleen uw fysieke doelen, maar draagt ook bij aan verbeterde energieniveaus, een beter humeur en verbeterde cognitieve functies. Houd in gedachten dat voeding en fysieke activiteit hand in hand gaan als we doorgaan naar het volgende hoofdstuk over effectieve fitnessoefeningen. Het gezonde voedingsplan dat u ontwikkelt, levert de brandstof voor uw fitness reis en vormt de basis voor een holistische transformatie van zowel lichaam als geest.

Hoofdstuk 4

Terwijl we de overgang maken van het opstellen van een gezond voedingsplan, richten we onze aandacht nu op de cruciale rol van fysieke activiteit in onze transformatie reis. Hoofdstuk 4 duikt in de wereld van effectieve fitnessoefeningen die geschikt zijn voor individuen van alle fitness niveaus en achtergronden.

Verschillende soorten oefeningen en hun voordelen

Sporten is geen one-size-fits-all-activiteit. De wereld van fitness omvat een breed scala aan activiteiten, die elk unieke voordelen bieden voor lichaam en geest. Inzicht in deze verschillende soorten oefeningen en hun specifieke voordelen kan u helpen een veelzijdige fitness routine te creëren die alle aspecten van uw fysieke gezondheid aanpakt.

Cardiovasculaire oefeningen, vaak aangeduid als aerobe oefeningen, zijn activiteiten die uw hartslag verhogen en uw ademhalingsfrequentie verhogen. Deze oefeningen zijn uitstekend voor het verbeteren van de gezondheid van het hart, het vergroten van het uithoudingsvermogen en het verbranden van calorieën. Voorbeelden van cardiovasculaire oefeningen zijn hardlopen, fietsen, zwemmen en stevig wandelen. Dr. Kenneth Cooper, vaak de "vader van aerobics" genoemd, benadrukt het belang van cardiovasculaïre oefeningen en stelt: "Aerobe oefeningen zijn het belangrijkste dat u kunt doen voor uw gezondheid." Regelmatige deelname aan cardiovasculaire activiteiten kan leiden tot een betere bloedsomloop, lagere bloeddruk en een grotere longcapaciteit.

Krachttraining richt zich daarentegen op het opbouwen en verstevigen van spierweefsel. Dit type oefening omvat weerstand, of het nu gaat om uw lichaamsgewicht, losse gewichten of weerstandsbanden. Krachttraining is cruciaal voor het behoud van spiermassa, vooral naarmate we ouder worden. Het helpt ook om de botdichtheid te vergroten, de houding te verbeteren en het metabolisme te stimuleren. Het American College of Sports Medicine raadt volwassenen aan om ten minste twee tot drie keer per week krachttraining oefeningen te doen, gericht op alle belangrijke spiergroepen.

Flexibiliteit Oefeningen, zoals stretchen en yoga, worden vaak over het hoofd gezien, maar spelen een essentiële rol in de algehele fitheid. Deze oefeningen helpen het bewegingsbereik te verbeteren, het risico op blessures te verminderen en spierspanning te verlichten. Regelmatig stretchen kan ook bijdragen aan een betere houding en minder rugpijn. Zoals de beroemde yogaleraar BKS Iyengar ooit zei: "Gezonde planten en bomen leveren overvloedige bloemen en vruchten op. Op dezelfde manier stralen glimlachen en geluk van een gezond persoon als de stralen van de zon."

Balans- en stabiliteitsoefeningen zijn vooral belangrijk naarmate we ouder worden, omdat ze helpen vallen te voorkomen en de algehele coördinatie te verbeteren. Deze oefeningen kunnen activiteiten omvatten zoals tai chi, op één voet staan of balance boards gebruiken. Het opnemen van balansoefeningen in uw routine kan uw lichaamsbewustzijn vergroten en uw prestaties bij andere fysieke activiteiten verbeteren.

High-Intensity Interval Training (HIIT) heeft de laatste jaren aan populariteit gewonnen vanwege de efficiëntie bij het verbranden van calorieën en het verbeteren van de cardiovasculaire conditie in een korte tijd. HIIT houdt in dat korte periodes van intensieve training worden afgewisseld met periodes van rust of activiteit met een lagere intensiteit. Dit type training kan met name gunstig zijn voor mensen met een druk schema, omdat het aanzienlijke gezondheidsvoordelen biedt in een gecondenseerd tijdsbestek.

Functionele fitness oefeningen richten zich op het trainen van uw lichaam voor de activiteiten die u in het dagelijks leven uitvoert. Deze oefeningen omvatten doorgaans bewegingen met meerdere gewrichten die veelvoorkomende handelingen zoals tillen, trekken of duwen simuleren. Door uw functionele fitness te verbeteren, kunt u uw vermogen om dagelijkse taken met meer gemak uit te voeren en het risico op blessures verminderen.

Mind-body oefeningen, zoals Pilates en bepaalde vormen van yoga, benadrukken de connectie tussen fysieke beweging en mentale focus. Deze oefeningen kunnen niet alleen fysieke kracht en flexibiliteit verbeteren, maar ook mentale helderheid en stressvermindering. Joseph Pilates, de grondlegger van de Pilates-methode, geloofde dat fysieke en mentale gezondheid nauw met elkaar verbonden waren en stelde: "Fysieke fitheid is de eerste vereiste voor geluk."

Thuisoefeningen versus sportschool trainingen

Het debat tussen thuis workouts en sportschool sessies duurt al jaren voort, met voorstanders aan beide kanten. De waarheid is dat beide opties hun voordelen hebben, en de beste keuze hangt af van individuele voorkeuren, omstandigheden en doelen.

Thuisoefeningen bieden ongeëvenaard gemak. Omdat u niet hoeft te reizen, kunt u zelfs in de drukste schema's uw workouts inpassen. Thuisoefeningen bieden ook privacy, wat vooral aantrekkelijk kan zijn voor mensen die zich onzeker voelen bij het sporten in het openbaar. Bovendien elimineert thuisoefeningen de noodzaak van dure sportschool abonnementen en biedt het meer flexibiliteit in termen van wanneer u kunt trainen.

Thuis trainen brengt echter ook uitdagingen met zich mee. Beperkte ruimte en apparatuur kunnen de verscheidenheid aan oefeningen die u kunt uitvoeren beperken. Het is ook gemakkelijker om afgeleid te raken of de motivatie te verliezen wanneer u thuis traint, omdat er vaak andere taken of verantwoordelijkheden zijn die om uw aandacht strijden. Ondanks deze uitdagingen hebben veel mensen hun lichaam succesvol getransformeerd door consistent thuis te trainen. Zoals fitnessexpert Jillian Michaels opmerkt: "De enige slechte training is degene die niet is uitgevoerd."

Aan de andere kant bieden sportschool trainingen een breed scala aan apparatuur en faciliteiten die uw fitness routine kunnen verbeteren. Van gewicht machines tot cardioapparatuur, zwembaden tot groepsfitnesslessen, sportscholen bieden variatie die uw trainingen interessant en uitdagend kan houden. De sportschool omgeving kan ook motiverend zijn, omdat u omringd bent door anderen die naar soortgelijke doelen werken. Velen vinden dat het feit dat ze naar de sportschool gaan hen helpt om mentaal over te schakelen naar de "workout modus", waardoor het gemakkelijker wordt om zich te concentreren op hun training routine.

Sportscholen bieden ook het voordeel van professionele begeleiding. Veel faciliteiten hebben personal trainers in dienst die advies kunnen geven, persoonlijke trainingsschema's kunnen maken en ervoor kunnen zorgen dat u de juiste vorm gebruikt om blessures te voorkomen. Zoals Arnold Schwarzenegger, zevenvoudig Mr. Olympia, ooit zei: "De laatste drie of vier herhalingen zorgen ervoor dat de spier groeit. Dit pijnlijke gebied onderscheidt een kampioen van iemand die geen kampioen is." Als een trainer u door die laatste moeilijke herhalingen heen helpt, kan dat een groot verschil maken in uw resultaten.

Echter, sportschool trainingen hebben ook hun nadelen. Maandelijkse lidmaatschapskosten kunnen duur zijn en populaire sportscholen kunnen tijdens piekuren overvol raken, wat leidt tot wachttijden voor apparatuur. Sommige mensen vinden de sportschool omgeving ook intimiderend of afleidend, wat van invloed kan zijn op de kwaliteit van hun training.

Uiteindelijk komt de keuze tussen thuis workouts en sportschool sessies vaak neer op persoonlijke voorkeur en levensstijlfactoren. Veel succesvolle fitness fanaten nemen beide op in hun routines, maken gebruik van de apparatuur en lessen van de sportschool wanneer mogelijk, en houden ook een thuis workout routine aan voor gemak en consistentie.

Voorbeelden van dagelijkse training routines

Het creëren van een effectieve dagelijkse workout routine omvat het balanceren van verschillende soorten oefeningen om algehele fitheid te garanderen en verveling te voorkomen. Hier zijn enkele voorbeelden van workout routines die kunnen worden aangepast voor zowel thuis- als sport schoolomgevingen:

Full-Body Strength Training Routine:

Deze routine richt zich op alle grote spiergroepen en kan twee tot drie keer per week worden uitgevoerd, met rustdagen ertussen.

Warming-up: 5-10 minuten lichte cardio (joggen op de plaats, jumping jacks)

Squats: 3 sets van 12-15 herhalingen

Push-ups (of chest press als je gewichten gebruikt): 3 sets van 10-12 herhalingen

Lunges: 3 sets van 10-12 herhalingen per been

Roeien (met weerstandsbanden of halters): 3 sets van 12-15 herhalingen

Plankhoudingen: 3 sets van 30-60 seconden

Schouder Pers met halters: 3 sets van 10-12 herhalingen

Afkoelen: 5-10 minuten stretchen

Cardiovasculaire uithoudingsvermogen routine:

Deze routine richt zich op het verbeteren van de cardiovasculaire gezondheid en kan worden uitgevoerd op dagen tussen kracht trainingssessies.

Warming-up: 5 minuten licht joggen of stevig wandelen

20 minuten steady-state cardio (hardlopen, fietsen of zwemmen)

10 minuten intervaltraining (afwisselend 30 seconden intensieve training en 30 seconden rust)

10 minuten cooling-down met lichte cardio en stretchen

High-Intensity Interval Training (HIIT)-routine:

Deze tijdbesparende training kan 2-3 keer per week worden uitgevoerd en is uitstekend voor het verbranden van calorieën en het verbeteren van de cardiovasculaire conditie.

Warming-up: 5 minuten lichte cardio en dynamische rek- en strekoefeningen

Circuit (herhaal 3-4 keer):

Burpees: 30 seconden

Rust: 15 seconden

Bergbeklimmers: 30 seconden

Rust: 15 seconden

Jump squats: 30 seconden

Rust: 15 seconden

Knieën omhoog: 30 seconden

Rust: 15 seconden

Cooling-down: 5 minuten lichte cardio en stretchen

Flexibiliteits- en evenwichtsroutine:

Deze routine kan dagelijks worden uitgevoerd of als cooling-down na andere trainingen om de flexibiliteit en het evenwicht te verbeteren.

Zonnegroeten (yogareeks): 5-10 herhalingen

Staande evenwichtshoudingen (boomhouding, krijger III): Houd elke houding 30-60 seconden aan elke kant vast

Zittend voorover buigen: Houd 30-60 seconden vast

Duifhouding: Houd deze houding 30-60 seconden aan elke kant vast

Kat-koe stretch: 10-15 herhalingen

Wervelkolom draaien: Houd 30 seconden aan elke kant vast

Kindhouding: Houd 1-2 minuten vast

Bij het implementeren van deze routines is het cruciaal om naar je lichaam te luisteren en de intensiteit of duur aan te passen indien nodig. De juiste vorm is essentieel om blessures te voorkomen en de voordelen van elke oefening te maximaliseren. Als je nieuw bent met sporten of gezondheidsproblemen hebt, is het altijd raadzaam om een zorgverlener of gecertificeerde fitnesstrainer te raadplegen voordat je met een nieuw trainingsregime begint.

Vergeet niet dat consistentie de sleutel is als het gaat om het zien van resultaten van je fitness inspanningen. Zoals de beroemde bodybuilder Ronnie Coleman ooit zei: "Iedereen wil een bodybuilder zijn, maar niemand wil zware gewichten tillen." Dit sentiment geldt voor alle vormen van lichaamsbeweging – echte vooruitgang komt voort uit regelmatige, toegewijde inspanning in de loop van de tijd.

Het is ook belangrijk om je routines te variëren om plateaus te voorkomen en je trainingen boeiend te houden. Dit kan betekenen dat je de oefeningen die je uitvoert verandert, het aantal herhalingen of sets aanpast of de intensiteit van je trainingen verandert. Variatie daagt je lichaam niet alleen op verschillende manieren uit, maar helpt ook om je interesse en motivatie te behouden.

Voeding speelt een cruciale rol bij het ondersteunen van uw fitness inspanningen. Zorg ervoor dat u uw lichaam op de juiste manier voedt voor en na de training. Goede hydratatie is ook essentieel, vooral tijdens intensieve of langdurige trainingssessies. Naarmate u vordert in uw fitness reis, zult u merken dat uw voedingsbehoeften veranderen, dus wees voorbereid om uw dieet dienovereenkomstig aan te passen.

Rust en herstel zijn vaak over het hoofd geziene aspecten van een succesvolle fitness routine. Voldoende slaap en rustdagen zijn cruciaal voor spierherstel en -groei, en om burn-out en overtraining te voorkomen. Neem activiteiten zoals lichte rek- en strekoefeningen of yoga op in uw rustdagen om herstel te bevorderen en flexibiliteit te behouden.

Nu we dit hoofdstuk over effectieve fitnessoefeningen afronden, is het belangrijk om te onthouden dat de beste training routine er een is die je consequent kunt volhouden. Of je nu de voorkeur geeft aan thuis workouts of sportschool sessies, intensieve training of rustige yoga, het belangrijkste is om activiteiten te vinden die je leuk vindt en die passen bij je levensstijl. Regelmatige fysieke activiteit is een hoeksteen van de algehele gezondheid en het welzijn, en draagt niet alleen bij aan fysieke transformatie, maar ook aan een verbeterde mentale gezondheid en kwaliteit van leven.

In het volgende hoofdstuk verkennen we mentale technieken voor het opbouwen van zelfvertrouwen, een essentieel onderdeel van elke persoonlijke transformatie reis. Naarmate u uw fysieke kracht en uithoudingsvermogen blijft ontwikkelen, zult u merken dat deze kwaliteiten zich vaak vertalen in een grotere mentale veerkracht en zelfverzekerdheid. De verbinding tussen lichaam en geest is krachtig en naarmate u vordert in uw fitness reis, zult u waarschijnlijk verbeteringen opmerken in verschillende aspecten van uw leven, naast uw fysieke verschijning.

Hoofdstuk 5

Terwijl we onze reis van persoonlijke transformatie voortzetten, richten we onze aandacht nu op het essentiële aspect van mentale technieken voor het opbouwen van zelfvertrouwen. In het vorige hoofdstuk hebben we effectieve fitnessoefeningen onderzocht die kunnen helpen uw lichaam te hervormen. Nu duiken we in de even belangrijke taak van het hervormen van uw geest.

Positieve affirmaties en hun kracht vormen de hoeksteen van veel technieken om zelfvertrouwen op te bouwen. Dit zijn simpele maar krachtige uitspraken die, wanneer ze regelmatig worden herhaald, kunnen helpen onze denkpatronen te herprogrammeren en ons zelfrespect te vergroten. Dr. Claude Steele, een gerenommeerd sociaal psycholoog, ontwikkelde de zelfbevestiging theorie, die suggereert dat mensen hun gevoel van zelfintegriteit kunnen behouden door hun overtuigingen in belangrijke persoonlijke waarden te bevestigen. Deze theorie is op grote schaal toegepast in verschillende vakgebieden, waaronder persoonlijke ontwikkeling en psychologie.

Om de kracht van positieve affirmaties te begrijpen, moeten we eerst de impact van onze interne dialoog op ons algehele welzijn erkennen. Onze gedachten gonzen voortdurend van de gedachten en helaas zijn veel van deze gedachten vaak negatief of zelfkritisch. Deze negatieve zelfpraat kan een aanzienlijke impact hebben op ons zelfvertrouwen en eigenwaarde, waardoor een self-fulfilling prophecy van falen of ontoereikendheid ontstaat. Positieve affirmaties werken door deze negatieve gedachten bewust te vervangen door positieve, krachtige gedachten.

De sleutel tot effectieve affirmaties ligt in hun formulering en levering. Ze moeten in de tegenwoordige tijd worden gesteld, positief, persoonlijk en specifiek zijn. Bijvoorbeeld, in plaats van te zeggen, "Ik zal proberen om zelfverzekerder te zijn," zou een effectievere affirmatie zijn, "Ik ben zelfverzekerd en capabel in alle situaties." Deze tegenwoordige tijd, positieve verklaring helpt je geest om de affirmatie te accepteren als een huidige realiteit in plaats van een toekomstige mogelijkheid.

Het is belangrijk om op te merken dat de effectiviteit van affirmaties niet alleen anekdotisch is. Wetenschappelijke studies hebben aangetoond dat zelfbevestiging kan helpen stress te verminderen en het probleemoplossend vermogen onder druk te verbeteren. Een studie gepubliceerd in het tijdschrift 'Social Cognitive and Affective Neuroscience' vond dat het beoefenen van zelfbevestiging geassocieerd werd met verhoogde activiteit in bepaalde hersengebieden die betrokken zijn bij positieve waardering en zelf gerelateerde informatieverwerking.

Om positieve affirmaties in je dagelijkse routine op te nemen, begin je met het identificeren van gebieden waar je zelfvertrouwen mist of worstelt met negatieve zelfpraat. Creëer vervolgens affirmaties die rechtstreeks op deze gebieden zijn gericht. Als je je bijvoorbeeld vaak onzeker voelt over je uiterlijk, kun je affirmaties gebruiken als: "Ik voel me prettig en zelfverzekerd in mijn eigen vel" of "Ik straal schoonheid en zelfvertrouwen uit." Herhaal deze affirmaties meerdere keren per dag voor jezelf, vooral 's ochtends als je wakker wordt en 's avonds voordat je gaat slapen. Je kunt ze ook opschrijven en ergens neerleggen waar je ze vaak ziet, zoals op je badkamerspiegel of als achtergrond op je telefoon.

Onthoud dat het doel van affirmaties niet is om de realiteit te ontkennen of echte verbeterpunten te negeren. In plaats daarvan dienen ze om je focus te verschuiven van negatieve zelfpraten naar een meer evenwichtig, positief perspectief. Naarmate je affirmaties consequent beoefent, zul je merken dat je algehele kijk op de wereld positiever wordt en je zelfvertrouwen op natuurlijke wijze groeit.

Naast positieve affirmaties spelen mindfulness en meditatie een cruciale rol in persoonlijke groei en het opbouwen van zelfvertrouwen. Mindfulness, vaak gedefinieerd als de praktijk van volledig aanwezig zijn en betrokken zijn bij het huidige moment, heeft wortels in oude boeddhistische tradities, maar heeft de afgelopen jaren een brede populariteit verworven vanwege de talrijke psychologische en fysiologische voordelen.

Jon Kabat-Zinn, een pionier in het brengen van mindfulness naar de mainstream westerse cultuur, beschrijft het als "op een bepaalde manier aandacht besteden: doelbewust, in het huidige moment en zonder oordeel." Deze praktijk van opzettelijke bewustwording kan helpen stress te verminderen, de focus te verbeteren en het algehele welzijn te vergroten. Als het gaat om het opbouwen van zelfvertrouwen, kan mindfulness bijzonder krachtig zijn om ons bewust te maken van onze denkpatronen, met name die negatieve zelfpraat lussen die vaak ons zelfvertrouwen ondermijnen.

Meditatie, dat nauw verwant is aan mindfulness, houdt in dat je je geest traint om je te concentreren en gedachten te heroriënteren. Er zijn veel verschillende vormen van meditatie, maar de meeste bestaan uit het vinden van een rustige plek, comfortabel zitten, je concentreren op je ademhaling en je aandacht zachtjes terugbrengen naar je ademhaling wanneer je gedachten afdwalen. Regelmatige meditatie beoefening vermindert angst, vergroot zelfbewustzijn en verbetert emotionele regulatie – wat allemaal bijdraagt aan meer zelfvertrouwen.

Een bijzonder effectieve vorm van meditatie voor het opbouwen van zelfvertrouwen is liefdevolle vriendelijkheid meditatie, ook wel bekend als metta meditatie. Deze oefening houdt in dat je gevoelens van liefde, vriendelijkheid en goodwill naar jezelf en anderen richt. Door zelfcompassie te cultiveren door middel van deze oefening, kun je de harde zelfkritiek tegengaan die vaak het zelfvertrouwen ondermijnt.

Om mindfulness en meditatie in uw dagelijkse routine op te nemen, begint u klein. Zelfs vijf minuten aandachtig ademhalen of mediteren per dag kan een groot verschil maken. U kunt uw dag beginnen met een korte meditatie sessie, of mindfulness beoefenen tijdens routinematige activiteiten zoals tandenpoetsen of eten. De sleutel is consistentie - regelmatige beoefening, zelfs als deze kort is, is gunstiger dan incidentele langere sessies.

Er zijn talloze apps en online bronnen beschikbaar die je kunnen begeleiden bij mindfulness-oefeningen en meditatiesessies. Deze kunnen vooral nuttig zijn voor beginners die het in het begin lastig vinden om zelfstandig te oefenen. Naarmate je meer vertrouwd raakt met deze oefeningen, zul je merken dat je vanzelf bewuster wordt gedurende de dag, wat leidt tot meer zelfbewustzijn en zelfvertrouwen.

Het is de moeite waard om op te merken dat hoewel mindfulness en meditatie krachtige hulpmiddelen kunnen zijn voor persoonlijke groei, het geen snelle oplossingen zijn. Zoals elke vaardigheid vereisen ze geduld en consistente oefening om merkbare resultaten op te leveren. De voordelen reiken echter veel verder dan alleen een groter zelfvertrouwen. Regelmatige beoefenaars melden vaak een verbeterde slaap, minder stress, betere emotionele regulatie en een algeheel gevoel van welzijn.

Terwijl we dieper ingaan op mentale technieken voor zelfvertrouwen, is het cruciaal om het concept van mentale veerkracht aan te pakken. Mentale veerkracht, vaak psychologische veerkracht genoemd, is het vermogen om mentaal of emotioneel om te gaan met een crisis of om snel terug te keren naar de status van vóór de crisis. Het ontwikkelen van deze veerkracht is essentieel voor het behouden en opbouwen van zelfvertrouwen, vooral wanneer je wordt geconfronteerd met uitdagingen of tegenslagen in je persoonlijke transformatietraject.

Dr. Angela Duckworth, psycholoog aan de University of Pennsylvania, heeft uitgebreid onderzoek gedaan naar het concept 'grit', dat zij definieert als "doorzettingsvermogen en passie voor lange termijn doelen." Dit concept is nauw verwant aan mentale veerkracht en is cruciaal voor het opbouwen van blijvend zelfvertrouwen. Duckworths onderzoek suggereert dat grit vaak een betere voorspeller is van succes dan IQ of talent alleen.

Een techniek om mentale veerkracht op te bouwen is cognitieve reframing. Dit houdt in dat u negatieve situaties identificeert en vervolgens verandert. In plaats van een tegenslag te zien als een mislukking, kunt u het bijvoorbeeld herformuleren als een leermogelijkheid. Deze verschuiving in perspectief kan helpen uw zelfvertrouwen te behouden, zelfs in het geval van uitdagingen.

Een andere krachtige techniek is visualisatie. Atleten gebruiken deze methode vaak om hun prestaties te verbeteren, maar het kan net zo effectief zijn bij het opbouwen van zelfvertrouwen. Besteed elke dag tijd aan het visualiseren van uzelf terwijl u succesvol bent in verschillende aspecten van uw leven. Zie uzelf zelfverzekerd omgaan met uitdagende situaties, uw doelen bereiken en de persoon belichamen die u wilt worden. Deze oefening kan helpen nieuwe neurale paden in uw hersenen te creëren, waardoor het gemakkelijker wordt om met zelfvertrouwen te handelen in situaties in het echte leven.

Het ontwikkelen van een groeimindset, een concept dat populair is gemaakt door psycholoog Carol Dweck, is een ander cruciaal aspect van het opbouwen van mentale veerkracht. Een groeimindset is het geloof dat je vaardigheden en intelligentie kunnen worden ontwikkeld door inspanning, leren en doorzettingsvermogen. Dit staat in contrast met een vaste mindset, die ervan uitgaat dat ons karakter, intelligentie en creatieve vermogen statische gegevenheden zijn die we op geen enkele zinvolle manier kunnen veranderen.

Om een groei mindset te ontwikkelen, begin je met je bewust te worden van je zelfpraat. Wanneer je voor een uitdaging staat, denk je dan: "Ik kan dit niet" of "Ik kan dit nog niet"? De toevoeging van dat simpele woordje "nog" kan je perspectief verschuiven van een vaste naar een groeimindset. Omarm uitdagingen als kansen om te leren en te groeien, in plaats van als bedreigingen voor je vaardigheden.

Een andere techniek om mentale veerkracht op te bouwen is dankbaarheid beoefenen. Regelmatig de positieve aspecten van je leven erkennen kan helpen een reservoir van positieve emoties op te bouwen waar je in moeilijke tijden uit kunt putten. Dit betekent niet dat je moeilijkheden moet negeren, maar eerder dat je een evenwichtig perspectief moet behouden dat de erkenning van de goede dingen in je leven omvat.

Journaling kan een effectieve manier zijn om zowel cognitieve herkadering als dankbaarheid te oefenen. Neem elke dag de tijd om te schrijven over je ervaringen, uitdagingen en dingen waar je dankbaar voor bent. Deze oefening kan je helpen je gedachten en emoties te verwerken, negatieve patronen te identificeren en bewust over te schakelen naar positievere, veerkracht versterkende denkprocessen.

Lichamelijke oefening, die we in een eerder hoofdstuk bespraken, speelt ook een belangrijke rol bij het opbouwen van mentale veerkracht. Regelmatige oefening vermindert stress, verbetert de stemming en vergroot het zelfvertrouwen. De discipline die nodig is om een regelmatige training routine te behouden, kan ook worden toegepast op andere gebieden van uw leven, waardoor uw algehele veerkracht en zelfvertrouwen verder worden opgebouwd.

Het is belangrijk om te onthouden dat het opbouwen van mentale veerkracht niet gaat over het elimineren van stress of uitdagende emoties uit je leven. Het gaat erom de tools te ontwikkelen om effectief met deze ervaringen om te gaan, en je zelfvertrouwen en gevoel van eigenwaarde te behouden, zelfs in moeilijke tijden.

Nu we het einde van dit hoofdstuk naderen, is het de moeite waard om te benadrukken dat het opbouwen van zelfvertrouwen door middel van deze mentale technieken een doorlopend proces is. Het vereist geduld, consistentie en een bereidheid om uit je comfortzone te stappen. Je kunt onderweg tegenslagen of momenten van twijfel tegenkomen, maar onthoud dat dit normale onderdelen van het groeiproces zijn.

Integreer deze technieken – positieve affirmaties, mindfulness en meditatie, en strategieën voor het opbouwen van mentale veerkracht – in uw dagelijkse routine. Na verloop van tijd zult u waarschijnlijk een verschuiving in uw denkpatronen, emotionele reacties en algehele zelfvertrouwen niveaus opmerken. Deze interne transformatie zal de externe veranderingen waar u aan werkt aanvullen, waardoor een holistische benadering van persoonlijke groei en transformatie ontstaat.

Terwijl we verdergaan, zullen we onderzoeken hoe we obstakels en tegenslagen kunnen aanpakken die zich op je pad kunnen voordoen. Vergeet niet dat de mentale technieken die we in dit hoofdstuk hebben besproken, waardevolle hulpmiddelen zijn om deze uitdagingen het hoofd te bieden. Door een sterk mentaal fundament te cultiveren, bereid je je niet alleen voor op succes in je gewichts- en uiterlijk doelen, maar in alle aspecten van je leven.

Hoofdstuk 6

Terwijl we verdergaan in onze reis van persoonlijke transformatie, is het cruciaal om te erkennen dat het pad naar verandering zelden een rechte lijn is. Nadat we in de vorige hoofdstukken de fundamentele aspecten van motivatie, het stellen van doelen, voeding, fitness en mentale technieken hebben verkend, richten we nu onze aandacht op een van de meest cruciale aspecten van elke transformatieve reis: omgaan met obstakels en tegenslagen. Dit hoofdstuk zal u voorzien van de tools en mindset die nodig zijn om de uitdagingen aan te gaan die onvermijdelijk ontstaan bij het nastreven van significante levensveranderingen.

Verleidingen en terugvallen zijn natuurlijke onderdelen van elk transformatieproces. Het is essentieel om te begrijpen dat het ervaren hiervan geen mislukking betekent; het zijn juist kansen om te leren en te groeien. Een van de meest voorkomende obstakels waar mensen tegenaan lopen als ze proberen hun gewicht en uiterlijk te veranderen, is de aantrekkingskracht van oude gewoontes. Deze gewoontes, vaak diepgeworteld, kunnen een krachtige aantrekkingskracht uitoefenen, vooral in tijden van stress of emotionele kwetsbaarheid.

Denk aan Sarah, een 35-jarige kantoorwerker die zich had gecommitteerd aan een gezondere levensstijl. Wekenlang had ze ijverig haar nieuwe eetplan en training routine gevolgd. Maar na een bijzonder stressvolle dag op het werk, greep ze naar een bak ijs – haar favoriete troostvoedsel in het verleden. Terwijl ze daar zat, met een lepel in haar hand, voelde Sarah een golf van teleurstelling over zich heen komen. "Ik heb alles verpest," dacht ze. "Ik kan net zo goed opgeven."

Sarah's reactie is gebruikelijk, maar het is ook een misvatting. Eén moment van verwennerij maakt weken van vooruitgang niet teniet. De sleutel ligt in hoe we op deze momenten reageren. In plaats van ze te zien als catastrofale mislukkingen, kunnen we ze herformuleren als waardevolle datapunten in onze reis. Wat heeft de terugval veroorzaakt? Welke emoties speelden een rol? Door deze factoren te analyseren, kunnen we strategieën ontwikkelen om in de toekomst beter met soortgelijke situaties om te gaan.

Het ontwikkelen van een preventieve mindset is cruciaal bij het omgaan met obstakels en tegenslagen. Dit houdt in dat je potentiële uitdagingen anticipeert en je er van tevoren op voorbereidt. Het gaat erom proactief te zijn in plaats van reactief. Als je bijvoorbeeld weet dat werkstress vaak leidt tot ongezonde eetgewoonten, kun je gezonde snacks klaarmaken om op je bureau te bewaren. Als sociale bijeenkomsten je fitness routine vaak verstoren, kun je ochtendtrainingen plannen op dagen dat je 's avonds afspraken hebt.

Dr. James Clear, auteur van "Atomic Habits," benadrukt het belang van omgevingsontwerp bij het voorkomen van terugval. Hij stelt: "Je stijgt niet tot het niveau van je doelen. Je zakt tot het niveau van je systemen." Dit krachtige inzicht onderstreept de noodzaak om een omgeving te creëren die je doelen ondersteunt. Als je bijvoorbeeld probeert om je suikerinname te verminderen, kan het simpelweg niet hebben van suikerhoudende snacks in huis een krachtige preventieve maatregel zijn.

Een ander cruciaal aspect van het ontwikkelen van een preventieve mindset is het leren herkennen en beheren van triggers. Triggers kunnen emotioneel zijn (stress, verveling, eenzaamheid), situationeel (bepaalde sociale settings, tijdstip van de dag) of zelfs fysiek (vermoeidheid, honger). Door uw persoonlijke triggers te identificeren, kunt u specifieke strategieën ontwikkelen om ze aan te pakken. Dit kan inhouden dat u stressmanagement technieken toepast, alternatieve activiteiten vindt om emotioneel eten te vervangen of ervoor zorgt dat u voldoende slaapt om door vermoeidheid veroorzaakte slechte keuzes te voorkomen.

Het is ook belangrijk om zelfcompassie te cultiveren wanneer je obstakels tegenkomt. Veel mensen reageren op tegenslagen met harde zelfkritiek, wat kan leiden tot een negatieve spiraal van schuldgevoelens en verdere zelf-sabotage. Behandel jezelf in plaats daarvan met dezelfde vriendelijkheid en begrip die je een vriend zou bieden die met soortgelijke uitdagingen kampt. Vergeet niet dat perfectie niet het doel is – vooruitgang wel.

De rol van de steun van vrienden en familie kan niet genoeg worden benadrukt als het gaat om het overwinnen van obstakels in je transformatieve reis. Een sterk ondersteuningssysteem kan bemoediging, verantwoording en praktische hulp bieden. Het is echter belangrijk om selectief te zijn over met wie je je doelen deelt. Omring jezelf met mensen die je opbeuren en inspireren, in plaats van mensen die je inspanningen ondermijnen, zelfs onbedoeld.

Overweeg om een "supportteam" te creëren: een groep mensen die jouw doelen begrijpen en verdedigen. Dit kan een trainingsmaatje zijn, een vriend die ook op een gezondheidsreis is, of een familielid die emotionele steun kan bieden. Wees open tegen hen over jouw uitdagingen en overwinningen. Hun perspectief kan vaak waardevolle inzichten en motivatie bieden als je het moeilijk hebt.

Het is ook de moeite waard om op te merken dat de mensen die het dichtst bij ons staan soms onbedoeld onze inspanningen saboteren. Ze kunnen zich bedreigd voelen door onze veranderingen of zich zorgen maken over hoe onze transformatie onze relatie zal beïnvloeden. In zulke gevallen is duidelijke communicatie de sleutel. Vertel wat je doelen zijn en de redenen erachter, en nodig ze uit om deel uit te maken van je reis. Vaak worden ze, zodra ze het belang van je doelen begrijpen, je sterkste bondgenoten.

Professionele ondersteuning kan ook een cruciale rol spelen bij het overwinnen van obstakels. Dit kan in de vorm van een voedingsdeskundige, personal trainer, therapeut of lifecoach. Deze professionals kunnen deskundige begeleiding bieden, u helpen bij het ontwikkelen van persoonlijke strategieën en een objectief perspectief bieden op uw voortgang.

Een krachtige techniek om met obstakels om te gaan is de "als-dan"-planningsmethode. Hierbij anticipeer je op mogelijke uitdagingen en bepaal je van tevoren hoe je gaat reageren. Bijvoorbeeld: "Als ik word uitgenodigd voor een etentje, dan eet ik een kleine, gezonde snack voordat ik ga en concentreer ik me op het vullen van mijn bord met groenten." Door je reacties van tevoren te plannen, is de kans kleiner dat je overrompeld wordt en is de kans groter dat je je aan je doelen houdt.

Het is ook belangrijk om je aanpak regelmatig opnieuw te beoordelen en aan te passen. Wat in het begin van je reis werkt, is later misschien niet zo effectief. Wees bereid om te experimenteren met verschillende strategieën en wees eerlijk over wat werkt en wat niet. Deze flexibiliteit is de sleutel tot succes op de lange termijn.

Vergeet niet dat tegenslagen niet gewoon normaal zijn, ze zijn informatief. Elk obstakel dat je tegenkomt en overwint, levert waardevolle lessen op die bijdragen aan je algehele groei en veerkracht. In plaats van tegenslagen te zien als mislukkingen, zie ze als kansen om je aanpak te verfijnen en je vastberadenheid te versterken.

Nu we dit hoofdstuk over het omgaan met obstakels en tegenslagen afronden, is het belangrijk om te onthouden dat deze uitdagingen niet alleen hindernissen zijn die overwonnen moeten worden, maar ook integrale onderdelen van je transformatieve reis. Ze testen je toewijding, leren je veerkracht en dragen uiteindelijk bij aan je persoonlijke groei. Door een preventieve mindset te ontwikkelen, zelfcompassie te cultiveren, je ondersteuningssysteem te benutten en tegenslagen te zien als leermogelijkheden, ben je goed toegerust om de ups en downs van je reis naar een nieuw zelf te navigeren.

Terwijl we verdergaan naar het volgende hoofdstuk, zullen we een ander cruciaal aspect van persoonlijke transformatie verkennen: je zelfbeeld en positieve zelfperceptie. Begrijpen hoe je jezelf ziet en leren om een positief zelfbeeld te cultiveren is fundamenteel voor het behouden van de veranderingen die je aanbrengt in je gewicht en uiterlijk. Dit interne werk vult de externe veranderingen aan die we tot nu toe hebben besproken, en creëert een holistische benadering van je transformatie.

Hoofdstuk 7

Voortbouwend op de inzichten uit het vorige hoofdstuk over het overwinnen van obstakels en tegenslagen, richten we nu onze aandacht op een cruciaal aspect van persoonlijke transformatie: zelfbeeld en positieve zelfperceptie. Dit hoofdstuk duikt in de diepgaande impact die ons zelfbeeld heeft op ons algehele welzijn en succes bij het bereiken van onze doelen.

Zelfbeeld is het mentale beeld dat we van onszelf hebben, dat onze overtuigingen, houdingen en percepties over onze eigen capaciteiten, waarde en potentieel omvat. Deze interne representatie speelt een cruciale rol bij het vormgeven van ons gedrag, onze beslissingen en uiteindelijk onze uitkomsten in het leven. Het begrijpen van de complexiteit van zelfbeeld is essentieel voor iedereen die aan een reis van persoonlijke transformatie begint, met name als het gaat om veranderingen in gewicht en uiterlijk.

Ons zelfbeeld wordt gevormd door een complex samenspel van ervaringen, maatschappelijke invloeden en persoonlijke interpretaties. Vanaf onze kindertijd beginnen we ons zelfbeeld te construeren op basis van interacties met familie, leeftijdsgenoten en de bredere sociale omgeving. Deze vroege ervaringen leggen de basis voor onze overtuigingen over onszelf, die tot ver in de volwassenheid kunnen blijven bestaan. Zoals psycholoog Carl Rogers opmerkte: "Het zelfconcept bestaat uit elementen als de percepties van iemands kenmerken en vaardigheden; de percepties en concepten van het zelf in relatie tot anderen en de omgeving; de waarde kwaliteiten die worden gezien als geassocieerd met ervaringen en objecten; en doelen en idealen die worden gezien als positief of negatief."

De kracht van zelfbeeld ligt in het vermogen om te fungeren als een self-fulfilling prophecy. Als we geloven dat we capabel en waardig zijn, is de kans groter dat we acties ondernemen die aansluiten bij die overtuigingen, wat leidt tot positieve uitkomsten die ons zelfbeeld versterken. Omgekeerd kan een negatief zelfbeeld een cyclus van zelfsabotage creëren, waarbij we onbewust handelen op manieren die onze negatieve overtuigingen over onszelf bevestigen. Dit fenomeen onderstreept het belang van het cultiveren van een positief zelfbeeld als basis voor persoonlijke groei en transformatie.

Een van de belangrijkste uitdagingen bij het veranderen van ons zelfbeeld is het overwinnen van de diepgewortelde negatieve overtuigingen die we over onszelf kunnen hebben. Deze overtuigingen werken vaak op een onderbewust niveau en beïnvloeden onze gedachten en acties zonder dat we ons er expliciet van bewust zijn. Psycholoog Nathaniel Branden, bekend om zijn werk over eigenwaarde, benadrukte het belang van zelfbewustzijn in dit proces: "De eerste stap naar verandering is bewustzijn. De tweede stap is acceptatie." Door onze negatieve zelfpercepties bewust te maken, creëren we de mogelijkheid om ze uit te dagen en uiteindelijk te transformeren.

Het proces van het cultiveren van zelfacceptatie is een cruciale stap in het ontwikkelen van een positief zelfbeeld. Zelfacceptatie houdt in dat we alle aspecten van onszelf erkennen en omarmen, inclusief onze waargenomen gebreken en imperfecties. Dit betekent niet dat we ons neerleggen bij deze waargenomen tekortkomingen, maar dat we ze erkennen als onderdeel van onze unieke menselijke ervaring. Zoals Carl Rogers zei: "De merkwaardige paradox is dat wanneer ik mezelf accepteer zoals ik ben, ik kan veranderen."

Zelfacceptatie beoefenen vereist een verschuiving in perspectief van harde zelfkritiek naar meelevend zelfbegrip. Deze verschuiving kan worden gefaciliteerd door verschillende technieken, zoals mindfulness meditatie, die een niet-oordelend bewustzijn van onze gedachten en gevoelens aanmoedigt. Door onze zelfkritische gedachten te observeren zonder eraan vast te hechten, kunnen we afstand beginnen te creëren van negatieve zelfpercepties en een evenwichtiger beeld van onszelf cultiveren.

Een ander krachtig hulpmiddel om zelfacceptatie te bevorderen is de praktijk van zelfcompassie. Zelfcompassie is ontwikkeld door psycholoog Kristin Neff en houdt in dat we onszelf behandelen met dezelfde vriendelijkheid en begrip die we een goede vriend zouden bieden. Deze benadering moedigt ons aan om onze worstelingen en onvolkomenheden te erkennen als onderdeel van de gedeelde menselijke ervaring, in plaats van als persoonlijke tekortkomingen. Door compassie te tonen aan onszelf, creëren we een ondersteunende interne omgeving die groei en positieve verandering faciliteert.

Terwijl we werken aan het cultiveren van zelfacceptatie, is het belangrijk om de rol van zelfwaardering te erkennen bij het opbouwen van een positief zelfbeeld. Zelfwaardering houdt in dat we onze positieve kwaliteiten, prestaties en potentieel actief erkennen en waarderen. Deze praktijk helpt de neiging tot negatieve zelf focus tegen te gaan en versterkt een evenwichtiger zelfperceptie. Psycholoog Martin Seligman, een pionier in positieve psychologie, benadrukt het belang van het erkennen en benutten van onze sterke punten als een pad naar welzijn en persoonlijke groei.

Een effectieve methode om zelfwaardering te cultiveren is om een dankbaarheidsdagboek bij te houden, waarin we regelmatig dingen opschrijven die we waarderen aan onszelf en ons leven. Deze praktijk helpt niet alleen om onze focus te verschuiven naar positieve aspecten van onszelf, maar traint ook onze hersenen om na verloop van tijd meer afgestemd te raken op positieve zelfpercepties. Naarmate we bedrevener worden in het herkennen en waarderen van onze positieve kwaliteiten, beginnen we op natuurlijke wijze een positiever zelfbeeld op te bouwen.

Een kritisch aspect van het transformeren van ons zelfbeeld is het uitdagen en vervangen van negatieve overtuigingen over onszelf. Deze overtuigingen, vaak gevormd in de kindertijd of door negatieve ervaringen, kunnen krachtige barrières vormen voor persoonlijke groei en verandering. Cognitieve gedragstherapie (CGT) biedt waardevolle technieken voor het identificeren en herstructureren van deze negatieve overtuigingen. Door het bewijs voor en tegen onze negatieve zelfpercepties te onderzoeken, kunnen we beginnen met het ontwikkelen van evenwichtigere en realistischere overtuigingen over onszelf.

Een effectieve CGT-techniek is het gebruik van gedachten verslagen, waarbij we onze negatieve gedachten documenteren en ze vervolgens uitdagen met bewijs en alternatieve perspectieven. Als we bijvoorbeeld de overtuiging hebben "Ik ben niet in staat om af te vallen", kunnen we dit uitdagen door eerdere successen op andere gebieden van ons leven op te sommen, momenten waarop we positieve veranderingen in onze gezondheid hebben aangebracht, of voorbeelden van anderen die succesvol zijn afgevallen ondanks soortgelijke uitdagingen. Door dit proces van het onderzoeken en herstructureren van onze gedachten, kunnen we geleidelijk beperkende overtuigingen vervangen door meer krachtige overtuigingen.

Terwijl we werken aan het transformeren van ons zelfbeeld, is het belangrijk om de invloed van sociale vergelijkingen op onze zelfperceptie te erkennen. In het digitale tijdperk van vandaag worden we constant gebombardeerd met beelden van geïdealiseerde lichamen en levensstijlen, die een negatieve impact kunnen hebben op ons zelfbeeld. De sociale vergelijkingstheorie van sociaal psycholoog Leon Festinger suggereert dat we een aangeboren drang hebben om onszelf te evalueren door onze vaardigheden en meningen te vergelijken met die van anderen. Hoewel een zekere mate van sociale vergelijking motiverend kan zijn, kan overmatige vergelijking, vooral met onrealistische normen, schadelijk zijn voor ons zelfbeeld.

Om de negatieve effecten van sociale vergelijkingen tegen te gaan, is het cruciaal om een meer interne locus van evaluatie te ontwikkelen. Dit houdt in dat we onze eigenwaarde baseren op onze eigen waarden, doelen en persoonlijke groei in plaats van op externe normen of de waargenomen prestaties van anderen. Zoals Carl Rogers opmerkte: "De enige persoon die is opgeleid, is degene die heeft geleerd hoe te leren en te veranderen." Door ons te richten op onze eigen reis van groei en leren, kunnen we een stabieler en positiever zelfbeeld cultiveren dat minder vatbaar is voor externe invloeden.

Een andere krachtige strategie voor het opbouwen van een positief zelfbeeld is het gebruik van visualisatietechnieken. Visualisatie houdt in dat we levendige mentale beelden van onszelf creëren waarin we onze doelen bereiken en onze gewenste kwaliteiten belichamen. Deze praktijk helpt niet alleen om positieve zelfpercepties te versterken, maar activeert ook neurale paden die geassocieerd worden met het gevisualiseerde gedrag, waardoor het waarschijnlijker wordt dat ze in werkelijkheid voorkomen. Sportpsychologen gebruiken visualisatietechnieken al lang om atletische prestaties te verbeteren, en dezelfde principes kunnen worden toegepast op persoonlijke transformatie.

Bij het gebruik van visualisatie voor zelfbeeldverbetering is het belangrijk om al onze zintuigen en emoties te betrekken bij de mentale verbeelding. Als ons doel bijvoorbeeld is om een gezondere levensstijl te ontwikkelen, kunnen we onszelf visualiseren terwijl we voedzame maaltijden bereiden, ons energiek voelen tijdens trainingen en een gevoel van trots en voldoening ervaren in onze vooruitgang. Door deze levendige visualisaties regelmatig te oefenen, beginnen we deze positieve zelfbeelden te internaliseren, waardoor ze een onderdeel worden van ons zelfconcept.

Terwijl we werken aan het transformeren van ons zelfbeeld, is het essentieel om te erkennen dat dit een doorlopend proces is in plaats van een eenmalige gebeurtenis. Ons zelfbeeld wordt voortdurend gevormd door onze ervaringen en interpretaties, wat betekent dat we de mogelijkheid hebben om onze positieve zelfpercepties te versterken en te versterken door onze dagelijkse keuzes en acties. Elke keer dat we handelen in overeenstemming met ons gewenste zelfbeeld, creëren we bewijs dat deze positieve zelfperceptie ondersteunt en versterkt.

Een effectieve manier om ons positieve zelfbeeld te versterken is door affirmaties te gebruiken. Affirmaties zijn positieve uitspraken die we hardop of intern tegen onszelf herhalen om gewenste overtuigingen en gedragingen te versterken. Hoewel er enige scepsis bestaat over de effectiviteit van affirmaties, suggereert onderzoek dat ze, wanneer ze correct worden gebruikt, een krachtig hulpmiddel kunnen zijn voor cognitieve herstructurering. De sleutel is om affirmaties te creëren die realistisch, persoonlijk betekenisvol en afgestemd zijn op onze kernwaarden.

In plaats van een algemene bevestiging als "Ik ben perfect" kunnen we bijvoorbeeld specifiekere en geloofwaardigere uitspraken gebruiken, zoals "Ik ben in staat om gezonde keuzes te maken" of "Ik ben het waard om voor mezelf te zorgen en gerespecteerd te worden". Door deze bevestigingen regelmatig te herhalen, vooral in momenten van twijfel of uitdaging, kunnen we geleidelijk onze zelfperceptie veranderen en een positiever zelfbeeld versterken.

Nu we dit hoofdstuk over zelfbeeld en positieve zelfperceptie afsluiten, is het belangrijk om de diepgaande impact te erkennen die onze interne overtuigingen en houdingen hebben op onze externe realiteit. Door zelfacceptatie te cultiveren, negatieve overtuigingen uit te dagen en positieve zelfpercepties te versterken, leggen we de basis voor blijvende persoonlijke transformatie. Dit werk aan ons zelfbeeld ondersteunt niet alleen onze doelen voor fysieke verandering, maar draagt ook bij aan ons algehele welzijn en levenstevredenheid.

Terwijl we verdergaan, zullen we een ander cruciaal aspect van persoonlijke gezondheid en welzijn verkennen: hydratatie en de voordelen ervan voor het lichaam. Het begrijpen van het belang van goede hydratatie zal het psychologische werk dat we hebben gedaan aan zelfbeeld aanvullen, en een holistische benadering bieden voor onze reis van transformatie. Door zowel ons innerlijke landschap als onze fysieke gezondheid te koesteren, creëren we de voorwaarden voor duurzame verandering en groei.

Hoofdstuk 8

Hydratatie en de voordelen ervan voor het lichaam

Terwijl we ons verdiepen in het cruciale onderwerp hydratatie, is het essentieel om te begrijpen hoe het aansluit bij onze algehele reis van persoonlijke transformatie. In het vorige hoofdstuk hebben we het belang van zelfbeeld en positieve zelfperceptie onderzocht. Nu richten we onze aandacht op een fundamenteel aspect van fysiek welzijn dat een aanzienlijke impact heeft op ons uiterlijk, energieniveau en algehele gezondheid: goede hydratatie.

Water is de essentie van het leven en omvat ongeveer 60% van ons lichaamsgewicht. Het speelt een essentiële rol in bijna elke lichaamsfunctie, van het reguleren van de lichaamstemperatuur tot het ondersteunen van cognitieve processen. Ondanks het belang ervan, onderschatten veel mensen de impact van goede hydratatie op hun gezondheid en uiterlijk. In dit hoofdstuk onderzoeken we de veelzijdige voordelen van goed gehydrateerd blijven en bieden we praktische strategieën om ervoor te zorgen dat u uw lichaam de vloeistof geeft die het nodig heeft om te gedijen.

Het belang van water en hydratatie kan niet genoeg worden benadrukt. Elke cel, elk weefsel en elk orgaan in ons lichaam is afhankelijk van water om goed te kunnen functioneren. Water fungeert als bouwmateriaal, als oplosmiddel voor essentiële biochemische reacties, als transportmedium en als deelnemer aan de metabolische processen van ons lichaam. Het is geen overdrijving om te zeggen dat water de basis is waarop onze gezondheid is gebouwd.

Een van de meest directe en merkbare effecten van goede hydratatie is op onze huid. Goed gehydrateerde huid ziet er voller, stralender en jeugdiger uit. Dit komt doordat water helpt de elasticiteit van de huid te behouden en celvernieuwing bevordert. Wanneer we gedehydrateerd zijn, kan onze huid er dof, droog en vatbaarder uitzien voor fijne lijntjes en rimpels. Zoals dermatoloog Dr. Howard Murad stelt: "Gehydrateerde huid is gezonde huid. Wanneer we goed gehydrateerd zijn, kunnen onze cellen optimaal functioneren, wat zich vertaalt in een jeugdigere, stralende teint."

Naast een gezonde huid is een goede hydratatie cruciaal voor het behouden van een gezond gewicht. Vaak verwarren onze lichamen dorst met honger, waardoor we gaan eten terwijl we eigenlijk een glas water nodig hebben. Door goed gehydrateerd te blijven, kunnen we beter onderscheid maken tussen echte honger en dorst, wat mogelijk onnodige calorie-inname vermindert. Bovendien kan het drinken van water voor de maaltijd ons helpen om ons voller te voelen, waardoor onze voedselinname op natuurlijke wijze wordt verminderd zonder dat we ons beroofd voelen.

Hydratatie speelt ook een belangrijke rol bij fysieke prestaties. Tijdens het sporten verliezen we water door te zweten en als dit vocht niet wordt vervangen, kan dit leiden tot verminderde prestaties en verhoogde vermoeidheid. Zelfs milde dehydratie kan fysieke prestaties aantasten, waardoor trainingen uitdagender aanvoelen dan ze zouden moeten zijn. Door de juiste hydratatie te behouden, kunnen we onze training routines optimaliseren, waardoor we harder kunnen pushen en sneller kunnen herstellen.

De cognitieve voordelen van goede hydratatie zijn net zo indrukwekkend. Onze hersenen bestaan voor ongeveer 75% uit water en zelfs milde dehydratie kan de cognitieve functie beïnvloeden. Onderzoeken hebben aangetoond dat dehydratie de stemming, het geheugen en de hersenprestaties kan aantasten. Zoals neurowetenschapper Joshua Gowin, Ph.D., uitlegt: "Hersencellen hebben een delicate balans nodig tussen water en verschillende elementen om te kunnen functioneren, en wanneer u te veel water verliest, wordt die balans verstoord. Uw hersencellen verliezen efficiëntie."

Nu we het belang van hydratatie begrijpen, is het cruciaal om de tekenen van uitdroging en de gevolgen ervan te herkennen. Dorst wordt vaak genoemd als het eerste teken van uitdroging, maar tegen de tijd dat u dorst krijgt, bent u mogelijk al licht uitgedroogd. Andere vroege tekenen zijn donkere urine, een droge mond, vermoeidheid en hoofdpijn. Naarmate de uitdroging vordert, kunnen de symptomen ernstiger worden, waaronder duizeligheid, een snelle hartslag en in extreme gevallen verwarring of bewustzijnsverlies.

De gevolgen van chronische uitdroging kunnen verstrekkend en ernstig zijn. Het kan leiden tot nierproblemen, omdat deze organen voldoende hydratatie nodig hebben om afvalstoffen uit ons bloed te filteren. Uitdroging kan ook bijdragen aan spijsverteringsproblemen, omdat water essentieel is voor het in stand houden van de slijmvliezen in onze darmen en voor het voorkomen van constipatie. Bovendien kan chronische uitdroging het risico op bepaalde soorten kanker vergroten, met name van de dikke darm en de blaas.

Het belang van hydratatie begrijpen is één ding, maar het consequent handhaven van de juiste vochtinname is een heel andere uitdaging. Veel mensen hebben moeite om gedurende de dag voldoende water te drinken, vaak als redenen zoals vergeten, de smaak van water niet lekker vinden of gewoon te druk zijn. Met een paar simpele strategieën en gewoontevorming kan het verhogen van uw dagelijkse waterinname echter een tweede natuur worden.

Een effectieve methode is om je dag te beginnen met een glas water. Na uren slaap zonder vochtinname is je lichaam van nature gedehydrateerd. Je dag beginnen met water kan je metabolisme een kickstart geven en je lichaam rehydrateren. Zet een glas of fles water naast je bed om deze gewoonte makkelijker te implementeren.

Probeer gedurende de dag regelmatig water te drinken, niet alleen als je dorst hebt. Een goede vuistregel is om bij elke maaltijd en tussen de maaltijden door een glas water te drinken. Als je moeite hebt om te onthouden, overweeg dan om herinneringen op je telefoon in te stellen of een water tracking-app te gebruiken. Deze technologische hulpmiddelen kunnen verrassend effectief zijn bij het vormen van nieuwe gewoontes.

Voor degenen die gewoon water onaantrekkelijk vinden, zijn er talloze manieren om hydratatie aangenamer te maken. Water verrijken met vers fruit, kruiden of komkommer kan een subtiele smaak toevoegen zonder calorieën toe te voegen. Kruidenthee, zowel warm als ijskoud, kan ook bijdragen aan uw dagelijkse vochtinname en biedt extra gezondheidsvoordelen. Wees echter voorzichtig met cafeïnehoudende dranken, omdat ze een licht diuretisch effect kunnen hebben, wat mogelijk bijdraagt aan vochtverlies.

Het is ook belangrijk om op te merken dat we water niet alleen uit dranken halen, maar ook uit het voedsel dat we eten. Veel fruit en groenten hebben een hoog watergehalte en kunnen aanzienlijk bijdragen aan onze dagelijkse vochtinname. Watermeloen, komkommers, tomaten en courgette zijn uitstekende voorbeelden van hydraterende voedingsmiddelen die kunnen worden opgenomen in een uitgebalanceerd dieet.

Als het gaat om het bepalen van hoeveel water u dagelijks moet drinken, is de vaak aangehaalde aanbeveling van acht glazen van 8 ounce (ongeveer 2 liter) een goed startpunt voor veel mensen. Individuele behoeften kunnen echter variëren op basis van factoren zoals lichaamsgewicht, activiteitsniveau, klimaat en algehele gezondheid. Een meer gepersonaliseerde aanpak is om voldoende vocht te drinken, zodat uw urine lichtgeel of helder is. Deze eenvoudige visuele controle kan een betrouwbare indicator zijn van een goede hydratatie.

Voor mensen die regelmatig sporten of in warme klimaten leven, kan de behoefte aan vocht aanzienlijk hoger zijn. Tijdens intensieve training is het cruciaal om water te drinken voor, tijdens en na je training om vochtverlies door zweten te vervangen. Bij warm weer vereist toegenomen zweten een verhoogde vochtinname om de juiste hydratatieniveaus te behouden.

Het is de moeite waard om op te merken dat hoewel goede hydratatie cruciaal is, het mogelijk is om te veel water te drinken, een aandoening die bekend staat als hyponatriëmie. Dit gebeurt wanneer de concentratie natrium in uw bloed abnormaal laag wordt, wat gevaarlijk kan zijn. Voor de meeste mensen die een evenwichtige benadering van hydratatie volgen, is dit echter geen probleem.

Nu we dit hoofdstuk over hydratatie afsluiten, is het belangrijk om te reflecteren op hoe dit fundamentele aspect van gezondheid aansluit bij onze bredere doelen van persoonlijke transformatie. Goede hydratatie ondersteunt bijna elk aspect van ons fysieke en mentale welzijn, van het uiterlijk van onze huid tot het functioneren van onze hersenen. Door prioriteit te geven aan hydratatie, leggen we een solide basis voor de andere veranderingen die we in ons leven willen doorvoeren.

Onthoud dat het verbeteren van uw hydratatie gewoonten, net als elk ander aspect van persoonlijke verandering, tijd en consistentie kost. Wees geduldig met uzelf terwijl u werkt aan het verhogen van uw waterinname en vier de kleine overwinningen onderweg. Naarmate u de voordelen van goede hydratatie begint te ervaren - meer energie, een helderdere huid, verbeterde cognitieve functie - zult u waarschijnlijk merken dat gehydrateerd blijven een natuurlijk en plezierig onderdeel van uw dagelijkse routine wordt.

In het volgende hoofdstuk gaan we een ander cruciaal aspect van onze algehele gezondheid en welzijn onderzoeken: slaap en herstel. Net zoals goede hydratatie essentieel is voor het optimaal functioneren van ons lichaam, spelen voldoende rust en herstel een cruciale rol in onze fysieke en mentale gezondheid. We duiken in de wetenschap van slaap, de impact ervan op ons uiterlijk en gewicht, en strategieën om zowel de kwantiteit als de kwaliteit van onze rust te verbeteren.

Hoofdstuk 9

Nu we overgaan van onze discussie over hydratatie en de voordelen ervan voor het lichaam, richten we onze aandacht nu op een ander cruciaal aspect van onze algehele gezondheid en welzijn: slaap en herstel. Het belang van slaap in onze reis naar een nieuw zelf kan niet genoeg worden benadrukt, omdat het een essentiële rol speelt in zowel onze fysieke als mentale gezondheid.

Slapen is niet alleen een passieve staat van rust; het is een actief proces waarbij ons lichaam essentiële reparaties ondergaat en onze geest informatie verwerkt en consolideert. De kwaliteit en kwantiteit van onze slaap hebben een diepgaand effect op ons gewicht, uiterlijk en algehele gezondheid. Dr. Matthew Walker, een gerenommeerd slaap wetenschapper, stelt terecht: "Slaap is het meest effectieve wat we kunnen doen om onze hersenen en lichaamsgezondheid elke dag te resetten."

Waarom is slaap zo cruciaal voor onze lichamelijke en geestelijke gezondheid? Het antwoord ligt in de complexe processen die plaatsvinden tijdens onze nachtrust. Tijdens de slaap geeft ons lichaam groeihormonen af die helpen bij weefselherstel en spiergroei. Dit is vooral belangrijk voor mensen die fysieke oefeningen doen als onderdeel van hun transformatie. Zonder voldoende slaap heeft ons lichaam moeite om te herstellen van de stress van het sporten, wat mogelijk leidt tot blessures en burn-out.

Bovendien speelt slaap een belangrijke rol bij het reguleren van ons metabolisme en onze eetlust. Gebrek aan slaap is in verband gebracht met hormonale onevenwichtigheden die honger en hunkering naar calorierijk voedsel kunnen vergroten. Een onderzoek gepubliceerd in het Journal of Clinical Endocrinology & Metabolism ontdekte dat mensen met slaapgebrek hogere niveaus van ghreline, het 'hongerhormoon', en lagere niveaus van leptine, het hormoon dat volheid signaleert, hadden. Deze hormonale onevenwichtigheid kan zelfs de meest gedisciplineerde dieetpogingen saboteren, waardoor het moeilijker wordt om je aan een gezond eetplan te houden.

De impact van slaap op onze mentale gezondheid is net zo belangrijk. Tijdens de slaap verwerken onze hersenen emoties en ervaringen van de dag, wat ons helpt om stress te beheersen en emotionele balans te behouden. Chronisch slaapgebrek is in verband gebracht met een verhoogd risico op angst, depressie en andere mentale gezondheidsproblemen. Terwijl we streven naar persoonlijke transformatie, is het behouden van een goede mentale gezondheid cruciaal om gemotiveerd en veerkrachtig te blijven in het licht van uitdagingen.

Bovendien is slaap essentieel voor cognitieve functies, waaronder besluitvorming, probleemoplossing en creativiteit. Deze cognitieve vaardigheden zijn van vitaal belang als we door de complexiteit van het veranderen van onze gewoonten en levensstijl navigeren. Zonder voldoende slaap kunnen we moeite hebben om gezonde keuzes te maken of de mentale helderheid missen die nodig is om obstakels in onze transformatie reis te overwinnen.

Gezien het belang van slaap, hoe kunnen we onze slaapkwaliteit verbeteren? Een van de meest effectieve strategieën is om een consistent slaapschema op te stellen. Ons lichaam gedijt bij routine, en elke dag op hetzelfde tijdstip naar bed gaan en wakker worden helpt om onze interne klok, of circadiaans ritme, te reguleren. Deze consistentie kan leiden tot een rustigere slaap en gemakkelijker wakker worden.

Het creëren van een ontspannende bedtijd routine kan ook de slaapkwaliteit aanzienlijk verbeteren. Dit kan activiteiten omvatten zoals het lezen van een boek, het beoefenen van rustige yoga of stretchen, of het deelnemen aan meditatie of diepe ademhalingsoefeningen. Deze activiteiten geven ons lichaam het signaal dat het tijd is om te ontspannen en ons voor te bereiden op slaap. Zoals slaapexpert Dr. Michael Breus suggereert: "Uw bedtijdroutine zou een reeks gebeurtenissen moeten zijn waar u elke avond naar uitkijkt."

De slaapomgeving zelf speelt een cruciale rol in de slaapkwaliteit. Een donkere, stille en koele kamer is ideaal om een goede nachtrust te bevorderen. Investeer indien nodig in verduisteringsgordijnen en overweeg om witte ruis of oordopjes te gebruiken als uw omgeving lawaaierig is. De temperatuur van uw slaapkamer is ook belangrijk; de meeste slaapexperts raden aan om de kamer tussen de 15 en 19 °C te houden voor een optimale slaap.

Het is ook cruciaal om je bewust te zijn van onze gewoonten overdag die van invloed kunnen zijn op je slaap. Vermijd cafeïne in de middag en avond, omdat de effecten ervan meerdere uren kunnen aanhouden en je slaap kunnen verstoren. Hoewel bewegen goed is voor je slaap, kunnen intensieve trainingen vlak voor het slapengaan stimulerend zijn en het moeilijker maken om in slaap te vallen. Probeer intensieve oefeningen ten minste drie uur voor het slapengaan te beëindigen.

Het gebruik van elektronische apparaten voor het slapengaan is een andere veel voorkomende gewoonte die een aanzienlijke impact kan hebben op de slaapkwaliteit. Het blauwe licht dat wordt uitgestraald door telefoons, tablets en computers kan de productie van melatonine, het hormoon dat de slaap reguleert, onderdrukken. Probeer een "digitale zonsondergang" te creëren door elektronische apparaten minstens een uur voor het slapengaan uit te schakelen. Als u 's avonds apparaten moet gebruiken, overweeg dan om een bril te gebruiken die blauw licht blokkeert of apps die blauw licht filteren.

Hoewel het verbeteren van de slaapkwaliteit cruciaal is, is het net zo belangrijk om te focussen op herstelstrategieën voor zowel lichaam als geest. Herstel gaat niet alleen over rust; het is een actief proces dat ons lichaam helpt zich aan te passen aan de stress van lichaamsbeweging en het dagelijks leven. Het opnemen van herstelstrategieën in onze routine kan de voordelen van slaap vergroten en onze transformatie versnellen.

Voor fysiek herstel kunnen technieken zoals foamroller, stretchen en massage helpen om spierspanning te verlichten en de bloedstroom te bevorderen. Deze praktijken kunnen spierpijn verminderen en de flexibiliteit verbeteren, waardoor we consistentie in onze training routines kunnen behouden. Afwisselen tussen warme en koude therapieën, zoals contrast douches of sauna's gevolgd door koude dompelbaden, kan ook helpen bij het herstel door ontstekingen te verminderen en de bloedsomloop te bevorderen.

Mentaal herstel is net zo belangrijk en kan bestaan uit praktijken zoals meditatie, dagboekschrijven of hobby's die vreugde en ontspanning brengen. Deze activiteiten helpen stress te verminderen en bieden een mentale pauze van de eisen van onze transformatie reis. Zoals mindfulness-expert Jon Kabat-Zinn opmerkt: "Je kunt de golven niet stoppen, maar je kunt wel leren surfen." Door mentale herstel praktijken op te nemen, kunnen we veerkracht opbouwen en een positieve kijk behouden, zelfs in het aangezicht van uitdagingen.

Voeding speelt ook een cruciale rol bij herstel. Het consumeren van een uitgebalanceerde maaltijd of snack met eiwitten en koolhydraten binnen 30 minuten na het sporten kan helpen om de energievoorraden aan te vullen en spierherstel te ondersteunen. Gehydrateerd blijven is ook essentieel voor herstel, omdat uitdroging zowel fysieke als mentale prestaties kan belemmeren.

Het is belangrijk om te onthouden dat de behoefte aan herstel per persoon kan verschillen. Luister naar je lichaam en wees bereid om je herstelstrategieën aan te passen als dat nodig is. Sommige dagen kunnen meer rust vereisen, terwijl andere dagen baat kunnen hebben bij actief herstel, zoals lichte oefeningen of rustige yoga.

Nu we onze verkenning van slaap en herstel afronden, is het duidelijk dat deze elementen fundamenteel zijn voor onze algehele gezondheid en welzijn. Door slaap prioriteit te geven en effectieve herstelstrategieën te integreren, leggen we een stevig fundament voor onze transformatie reis. Kwalitatieve slaap en goed herstel ondersteunen niet alleen onze fysieke veranderingen, maar verbeteren ook onze mentale helderheid en emotionele veerkracht.

Terwijl we verder gaan in onze reis van zelftransformatie, zullen we onderzoeken hoe onze veranderende verschijning en gewoontes onze garderobe en persoonlijke stijl kunnen beïnvloeden. Het volgende hoofdstuk zal ingaan op hoe kledingkeuzes ons evoluerende zelfbeeld kunnen weerspiegelen en versterken, en praktische tips bieden voor het opbouwen van een persoonlijke stijl die aansluit bij ons nieuwe zelf.

Hoofdstuk 10

Terwijl we overgaan van het bespreken van het belang van slaap en herstel, richten we onze aandacht nu op een even impactvol aspect van persoonlijke transformatie: onze uiterlijke verschijning en stijl. De manier waarop we onszelf aan de wereld presenteren, kan een diepgaand effect hebben op onze zelf perceptie en zelfvertrouwen, waardoor het een cruciaal element is in onze reis naar een nieuw zelf.

De kleding die we dragen en hoe we onszelf presenteren zijn meer dan oppervlakkige keuzes; het zijn krachtige tools die onze mindset kunnen vormen en kunnen beïnvloeden hoe anderen ons zien. Onze garderobe is vaak een externe weerspiegeling van onze interne staat, en door bewust onze stijl te cureren, kunnen we de positieve veranderingen die we op andere gebieden van ons leven doorvoeren, versterken.

Denk eens even na over hoe je je voelt als je een outfit aantrekt die perfect past en je er op je best uit laat zien. Je krijgt direct een boost in zelfvertrouwen, je houding wordt rechter en je bent klaar om de wereld tegemoet te treden. Dit psychologische effect is niet alleen anekdotisch; het wordt ondersteund door onderzoek. Een fenomeen dat bekend staat als "onclothed cognition" suggereert dat de symbolische betekenis van onze kleding en de fysieke ervaring van het dragen ervan onze psychologische processen kunnen beïnvloeden.

Dr. Adam Galinsky, hoogleraar aan de Columbia Business School, legt uit: "Het gaat niet alleen om de kleding zelf, maar ook om wat ze symboliseren. Wanneer we bepaalde kleding dragen, belichamen we de bijbehorende psychologische eigenschappen." Dit betekent dat we door onze garderobe zorgvuldig te selecteren, daadwerkelijk ons gedrag en onze prestaties in verschillende aspecten van het leven kunnen beïnvloeden.

Terwijl we aan een reis van fysieke transformatie beginnen, is het natuurlijk dat onze lichaamsvorm en -grootte kunnen veranderen. Dit biedt zowel een uitdaging als een kans als het gaat om onze garderobe. Veel mensen maken de fout om te wachten tot ze hun "streefgewicht" hebben bereikt voordat ze investeren in nieuwe kleding. Deze aanpak kan echter contraproductief zijn. Het dragen van slecht passende kleding tijdens je transformatie kan een negatieve impact hebben op je zelfbeeld en motivatie.

Overweeg in plaats daarvan om uw garderobe geleidelijk te updaten naarmate uw lichaam verandert. Dit betekent niet dat u elke paar weken een compleet nieuwe garderobe moet kopen, maar het strategisch toevoegen van een paar belangrijke stukken die passen bij uw huidige vorm kan een wereld van verschil maken. U zult zich niet alleen comfortabeler en zelfverzekerder voelen, maar u zult ook een visuele herinnering hebben aan uw vooruitgang elke keer dat u in de spiegel kijkt of complimenten krijgt over uw uiterlijk.

Bij het opbouwen van een persoonlijke stijl die uw zelfvertrouwen vergroot, is het belangrijk om u te richten op wat bij uw lichaamstype past in plaats van blindelings trends te volgen. Het begrijpen van uw lichaamsvorm en -verhoudingen is de eerste stap in het creëren van een garderobe die u echt flatteert. Of u nu peervormig, appelvormig, zandlopervormig of rechthoekig bent, er zijn specifieke snitten en stijlen die uw beste eigenschappen accentueren en een gebalanceerd silhouet creëren.

Als je bijvoorbeeld een peervormig figuur hebt, kun je de aandacht vestigen op je bovenlichaam met opvallende kettingen of opvallende prints op je bovenlichaam, terwijl je kiest voor donkere, effen kleuren op je onderlichaam. Als je een appelfiguur hebt, kun je kiezen voor vloeiende tunieken of empire-waist jurken die over je middel vallen. De sleutel is om te experimenteren en te ontdekken waar jij je het meest zelfverzekerd en comfortabel bij voelt.

Kleur speelt oók een belangrijke rol in hoe we onszelf en anderen waarnemen. Bepaalde kleuren kunnen specifieke emoties oproepen en zelfs onze stemming beïnvloeden. Hoewel persoonlijke voorkeur altijd de belangrijkste factor zou moeten zijn, kan inzicht in kleurenpsychologie u helpen weloverwogen keuzes te maken over uw garderobe.

Rood wordt bijvoorbeeld vaak geassocieerd met kracht en zelfvertrouwen, waardoor het een uitstekende keuze is voor situaties waarin u een sterke indruk wilt maken. Blauw wordt daarentegen vaak gezien als kalmerend en betrouwbaar, wat gunstig kan zijn in professionele omgevingen. Zwart is klassiek en afslankend, en geeft vaak een zweem van verfijning en autoriteit.

Modestylist en auteur Lauren Messiah benadrukt het belang van kleur in persoonlijke stijl: "Kleur is een van de krachtigste hulpmiddelen die we in de mode hebben. Het kan volledig veranderen hoe je je voelt en hoe anderen je zien. Wees niet bang om te experimenteren met verschillende tinten om te ontdekken wat resoneert met jou en je persoonlijke merk."

Terwijl je verschillende stijlen en kleuren onderzoekt, let dan op hoe je je erdoor voelt. Je kleding moet er niet alleen goed uitzien, maar ook goed aanvoelen. Comfort is de sleutel tot zelfvertrouwen, en als je je constant aanpast of onzeker voelt in een outfit, is het waarschijnlijk niet de juiste keuze voor jou, hoe trendy het ook is.

Accessoires kunnen ook een cruciale rol spelen bij het definiëren van uw persoonlijke stijl en het vergroten van uw zelfvertrouwen. Een goed gekozen accessoire kan een simpele outfit opvrolijken en ervoor zorgen dat u zich meer op uw gemak voelt. Dit kan van alles zijn, van een statement ketting tot een strak horloge of een stijlvolle handtas. De sleutel is om stukken te kiezen die resoneren met uw persoonlijke esthetiek en levensstijl.

Als het om schoenen gaat, moet comfort een topprioriteit zijn, vooral als u meer fysieke activiteit in uw levensstijl opneemt. Dit betekent echter niet dat u stijl moet opgeven. Er zijn talloze opties voor schoenen die zowel comfortabel als modieus zijn. Investeren in een paar veelzijdige paren die u van dag naar nacht of van casual naar meer formele settings kunt verplaatsen, kan uw garderobe opties aanzienlijk uitbreiden.

Terwijl je werkt aan het ontwikkelen van je persoonlijke stijl, is het belangrijk om te onthouden dat dit een proces van zelfontdekking is. Je stijl zal waarschijnlijk evolueren terwijl je doorgaat met je transformatie reis. Sta open voor het proberen van nieuwe dingen, maar blijf altijd trouw aan wat authentiek voelt voor jou. Je kleding moet een uitdrukking zijn van wie je bent en wie je wordt, geen masker waar je je achter kunt verschuilen.

Een effectieve manier om je persoonlijke stijl te verkennen en verfijnen is door een moodboard of Pinterest-bord te maken met looks die je inspireren. Dit kan je helpen om gemeenschappelijke thema's te identificeren in de stijlen waar je door aangetrokken wordt en je ideeën geven voor outfits om te proberen. Je kunt ook overwegen om met een personal stylist te werken, al is het maar voor eenmalig overleg, om professionele inzichten te krijgen in welke stijlen het beste passen bij jouw lichaamstype en levensstijl.

Onthoud dat het opbouwen van een garderobe die je zelfvertrouwen vergroot niet van de ene op de andere dag gebeurt. Het is een geleidelijk proces dat bestaat uit vallen en opstaan. Raak niet ontmoedigd als je onderweg wat stijlfouten maakt – dit hoort allemaal bij het leerproces.

Het belangrijkste is om er plezier in te hebben en mode te gebruiken als een hulpmiddel voor zelfexpressie en empowerment.

Het is ook de moeite waard om op te merken dat persoonlijke stijl verder gaat dan alleen kleding. Je verzorgings gewoonten, kapsel en zelfs houding dragen allemaal bij aan je algehele presentatie. Door je huid te verzorgen, een kapsel te vinden dat bij je gezichtsvorm past en een goede houding te oefenen, kun je je uiterlijk verbeteren en je zelfvertrouwen vergroten.

Terwijl u veranderingen aanbrengt in uw uiterlijk, merkt u misschien een verandering in hoe anderen u waarnemen en met u omgaan. Dit kan zowel opwindend als uitdagend zijn. Het is belangrijk om te onthouden dat hoewel externe validatie prettig kan zijn, de belangrijkste mening uw eigen mening is. Concentreer u op hoe deze veranderingen u laten voelen in plaats van alleen op de reacties van anderen.

Het ontwikkelen van een persoonlijke stijl die je zelfvertrouwen vergroot, gaat niet over het voldoen aan maatschappelijke normen of proberen eruit te zien als iemand anders. Het gaat over het vinden van wat je het gevoel geeft dat je authentiek jezelf bent en de kracht geeft om de wereld aan te kunnen. Zoals modeontwerper Yves Saint Laurent ooit zei: "Mode vervaagt, stijl is eeuwig."

Nu we dit hoofdstuk over het veranderen van je kledingstijl en uiterlijke presentatie afronden, is het belangrijk om te beseffen dat dit slechts een stukje is van de grotere puzzel van persoonlijke transformatie. Hoewel de kleding die we dragen een aanzienlijke impact kan hebben op ons zelfvertrouwen en zelfbeeld, werken ze samen met de interne veranderingen die we doorvoeren in onze mindset, gewoontes en algehele levensstijl.

In het volgende hoofdstuk onderzoeken we een ander cruciaal aspect van persoonlijke transformatie: het onderhouden van gezonde sociale relaties. We bespreken hoe je je sociale leven in evenwicht brengt met je persoonlijke doelen en hoe je effectief communiceert over je nieuwe levensstijl keuzes. Vergeet niet dat echte transformatie alle aspecten van je leven omvat, en terwijl we doorgaan op deze reis, onderzoeken we hoe elk element bijdraagt aan het creëren van je nieuwe zelf.

Hoofdstuk 11

Terwijl we overgaan van het bespreken van hoe kleding en uiterlijk onze zelfperceptie en zelfvertrouwen kunnen beïnvloeden, richten we onze aandacht nu op de cruciale rol die onze sociale relaties spelen in onze persoonlijke transformatie reis. De steun die we van anderen ontvangen en de manier waarop we onze sociale interacties navigeren, kunnen een aanzienlijke impact hebben op ons vermogen om onze gezondheids- en welzijns doelen te bereiken en te behouden.

Sociale steun is een hoeksteen van succesvolle persoonlijke transformaties. Wanneer we beginnen aan een reis om ons gewicht en uiterlijk te veranderen, onderschatten we vaak het belang van de mensen om ons heen. Onderzoek heeft echter consequent aangetoond dat personen met sterke sociale steunsystemen meer kans hebben om hun doelen te bereiken en hun vooruitgang in de loop van de tijd te behouden. Zoals Dr. Robert Putnam, een gerenommeerd socioloog, opmerkte: "Sociaal kapitaal blijkt van het grootste belang te zijn voor onze gezondheid, ons geluk, onze welvaart en ons leven op talloze andere manieren."

De mensen waarmee we ons omringen kunnen ons vooruit helpen of juist tegenhouden. Positieve sociale connecties kunnen bemoediging, verantwoordelijkheid en praktische hulp bieden. Bijvoorbeeld, een trainingsmaatje kan de kans vergroten dat je je aan een training routine houdt. Een onderzoek gepubliceerd in het Journal of Consulting and Clinical Psychology vond dat deelnemers die met vrienden aan een afslankprogramma begonnen, het programma vaker afmaakten en hun gewichtsverlies volhielden dan degenen die het alleen probeerden.

Bovendien kan onze sociale kring onze gewoontes en gedragingen beïnvloeden. Het bekende gezegde "Je bent het gemiddelde van de vijf mensen met wie je de meeste tijd doorbrengt" bevat een kern van waarheid als het gaat om keuzes op het gebied van gezondheid en levensstijl. Als we onszelf omringen met mensen die prioriteit geven aan gezond eten en regelmatige lichaamsbeweging, is de kans groter dat we deze gewoontes zelf ook overnemen. Omgekeerd, als onze sociale groep zich bezighoudt met ongezond gedrag, kan het een uitdaging zijn om op koers te blijven met onze persoonlijke doelen.

Het is echter essentieel om te erkennen dat het beginnen aan een persoonlijke transformatie reis soms kan leiden tot veranderingen in onze sociale dynamiek. Naarmate we nieuwe gewoontes en levensstijlen aannemen, kunnen we merken dat sommige relaties niet langer aansluiten bij onze doelen. Dit kan een uitdagend aspect van persoonlijke groei zijn, maar het is cruciaal om te onthouden dat het oké is om te evolueren en, indien nodig, op zoek te gaan naar nieuwe connecties die onze aspiraties ondersteunen.

Hoewel sociale steun van onschatbare waarde is, is het net zo belangrijk om te leren hoe je sociale activiteiten in evenwicht brengt met persoonlijke doelen. Deze balans kan bijzonder uitdagend zijn als het gaat om het behouden van een gezonde levensstijl. Sociale bijeenkomsten draaien vaak om eten en drinken, wat obstakels kan vormen voor degenen die proberen zich aan specifieke dieetplannen te houden. Leren om door deze situaties te navigeren zonder je beroofd of geïsoleerd te voelen, is een cruciale vaardigheid om op de lange termijn succesvol te blijven.

Een effectieve strategie is om vooruit te plannen. Als je weet dat je naar een sociaal evenement gaat, overweeg dan om van tevoren een gezonde maaltijd te eten of bied aan om een gerecht mee te nemen dat past bij je dieet doelen. Op deze manier kun je deelnemen aan het sociale aspect van de bijeenkomst zonder je gezondheidsdoelen in gevaar te brengen. Bovendien kan het focussen op de sociale interactie in plaats van het eten helpen om de nadruk van deze evenementen te verschuiven.

Het is ook belangrijk om te onthouden dat matiging de sleutel is. Het volledig vermijden van sociale situaties of het altijd afslaan van uitnodigingen kan leiden tot gevoelens van isolatie en mogelijk uw voortgang verstoren. Gun uzelf in plaats daarvan af en toe wat lekkers, terwijl u over het algemeen consistent blijft in uw gezonde gewoonten. Zoals voedingsdeskundige Marion Nestle aangeeft: "Het idee is om de meeste tijd goed te eten. Als u dat doet, kunt u soms ontspannen en genieten zonder veel schade aan te richten."

Een ander cruciaal aspect van het onderhouden van gezonde relaties terwijl u persoonlijke transformatie nastreeft, is het leren assertief te communiceren over uw gezondheidsdoelen. Veel mensen vinden het lastig om hun behoeften en grenzen te uiten, vooral als het gaat om voedsel- en levensstijl keuzes. Duidelijke communicatie is echter essentieel voor het onderhouden van zowel uw sociale connecties als uw toewijding aan persoonlijke groei.

Assertieve communicatie houdt in dat u uw gedachten, gevoelens en behoeften duidelijk en respectvol uit, terwijl u ook openstaat voor de perspectieven van anderen. Als het gaat om communiceren over uw gezondheidsdoelen, kan dit betekenen dat u uw keuzes uitlegt aan vrienden en familie, grenzen stelt rondom eten en activiteiten, of op specifieke manieren om ondersteuning vraagt.

Als je bijvoorbeeld wordt uitgenodigd voor een etentje, kun je zoiets zeggen als: "Ik waardeer de uitnodiging enorm en ik kijk ernaar uit om tijd met iedereen door te brengen. Ik wilde je laten weten dat ik momenteel een specifiek eetplan volg. Is het goed als ik een gerecht meeneem om te delen dat past bij mijn huidige doelen?" Met deze aanpak kun je je sociale contacten onderhouden en tegelijkertijd trouw blijven aan je persoonlijke doelen.

Het is ook belangrijk om voorbereid te zijn op mogelijke weerstand of misverstanden van anderen. Niet iedereen begrijpt of steunt uw keuzes in eerste instantie. Blijf in deze situaties standvastig maar vriendelijk in uw communicatie. Vergeet niet dat uw gezondheidsreis persoonlijk is en hoewel steun van anderen waardevol is, bent u uiteindelijk zelf verantwoordelijk voor uw eigen keuzes en welzijn.

Naarmate u vordert in uw transformatietraject, zult u merken dat uw sociale kring begint te verschuiven. Dit is een natuurlijk onderdeel van persoonlijke groei en u hoeft er niet bang voor te zijn. U ontdekt mogelijk nieuwe connecties met mensen die dezelfde gezondheids interesses hebben als u, of u merkt dat bestaande relaties zich verdiepen terwijl u uw traject deelt met behulpzame vrienden en familie.

Overweeg om u aan te sluiten bij groepen of gemeenschappen die zich richten op uw gezondheidsdoelen. Dit kan fitnesslessen, voeding workshops of online forums omvatten die gewijd zijn aan een gezonde levensstijl. Deze omgevingen kunnen zowel sociale ondersteuning als waardevolle informatie bieden om u te helpen bij uw transformatie. Zoals socioloog Christakis Nicholas stelt: "Mensen zijn verbonden, en dus is hun gezondheid verbonden."

Het is echter cruciaal om een evenwichtig perspectief te behouden op sociale relaties en persoonlijke doelen. Hoewel uw gezondheidsreis belangrijk is, mag dit niet ten koste gaan van alle andere aspecten van uw leven. Het koesteren van diverse interesses en het onderhouden van connecties met verschillende mensen kan bijdragen aan het algehele welzijn en een ongezonde obsessie met dieet en beweging voorkomen.

Vergeet niet dat transformatie niet alleen gaat over het veranderen van je lichaam, maar over het verbeteren van je algehele kwaliteit van leven. Gezonde sociale relaties spelen hierbij een belangrijke rol. Ze bieden emotionele steun, verminderen stress en dragen bij aan mentaal en emotioneel welzijn. Talrijke onderzoeken hebben zelfs aangetoond dat sterke sociale connecties geassocieerd worden met betere gezondheidsresultaten, waaronder lagere percentages depressie, een hoger zelfbeeld en zelfs een langere levensverwachting.

Terwijl u uw transformatie reis voortzet, moet u regelmatig uw sociale relaties beoordelen. Ondersteunen ze uw doelen? Dragen ze positief bij aan uw leven? Bent u in staat om een balans te behouden tussen uw persoonlijke doelen en uw sociale verplichtingen? Deze reflecties kunnen u helpen een sociale omgeving te creëren die uw groei voedt en uw succes op de lange termijn ondersteunt.

Concluderend spelen sociale relaties een cruciale rol in persoonlijke transformatietrajecten. Ze kunnen ondersteuning, verantwoording en motivatie bieden, maar vereisen ook zorgvuldige navigatie en duidelijke communicatie. Door te leren sociale activiteiten in evenwicht te brengen met persoonlijke doelen, assertief te communiceren over uw behoeften en ondersteunende relaties te cultiveren, kunt u een sociale omgeving creëren die uw transformatie-inspanningen versterkt in plaats van belemmert.

Terwijl we verdergaan, zullen we een ander cruciaal aspect van het behouden van een evenwichtige en gezonde levensstijl verkennen: stressmanagement. De manier waarop we met stress omgaan, kan een aanzienlijke impact hebben op ons gewicht, uiterlijk en algehele welzijn. Het begrijpen van de relatie tussen stress en onze gezondheidsdoelen en het leren van effectieve technieken voor het omgaan met stress, is essentieel om de duurzaamheid van uw transformatie reis te waarborgen.

Hoofdstuk 12

Terwijl we door de complexiteit van persoonlijke transformatie navigeren, wordt het steeds duidelijker dat het beheersen van stress niet slechts een perifere zorg is, maar een centrale pijler in onze reis naar een gezonder gewicht en een verbeterd uiterlijk. Stress, vaak over het hoofd gezien in zijn betekenis, kan een stille saboteur zijn van onze beste pogingen om te veranderen. Het is een alomtegenwoordige kracht die onze dieetplannen kan ondermijnen, onze training routines kan laten ontsporen en zelfs ons fysieke uiterlijk kan veranderen op manieren die we misschien niet meteen herkennen.

De impact van stress op gewicht en uiterlijk is zowel diepgaand als veelzijdig. Wanneer we stress ervaren, geeft ons lichaam een hormoon af dat cortisol heet, vaak het "stresshormoon" genoemd. Cortisol speelt een cruciale rol in de vecht-of-vluchtreactie van ons lichaam, en bereidt ons voor op het omgaan met waargenomen bedreigingen. In onze moderne wereld, waar stressoren vaak chronisch en psychologisch zijn in plaats van acuut en fysiek, kan dit evolutionaire mechanisme echter tegen ons werken.

Verhoogde cortisolspiegels kunnen leiden tot een verhoogde eetlust, met name voor calorierijk comfortfood. Deze biologische reactie was logisch voor onze voorouders die snel energie nodig hadden om te vluchten voor roofdieren of bedreigingen af te weren. Maar in onze sedentaire, voedsel overvloedige maatschappij resulteert het vaak in overeten en gewichtstoename. Dr. Elissa Epel, een gerenommeerd onderzoeker op het gebied van stress en metabolisme, merkt op: "Chronische stress kan onze voedselkeuzes beïnvloeden, waardoor we grijpen naar voedsel met veel vet en suiker, wat tijdelijk verlichting kan bieden, maar uiteindelijk bijdraagt aan gewichtstoename en gezondheidsproblemen."

Bovendien kan stress onze slaappatronen verstoren, wat leidt tot onvoldoende rust en herstel. Slechte slaap is sterk verbonden met gewichtstoename, omdat het de hormonen verstoort die honger en volheid reguleren. Als we moe zijn, is de kans groter dat we slechte voedselkeuzes maken en minder geneigd zijn om aan fysieke activiteit te doen, wat een vicieuze cirkel creëert die moeilijk te doorbreken kan zijn.

Stress heeft niet alleen invloed op ons gewicht; het kan ook een aanzienlijke impact hebben op ons uiterlijk. Chronische stress kan het verouderingsproces versnellen, wat leidt tot vroegtijdige rimpels en fijne lijntjes. Het kan huidaandoeningen zoals acne, eczeem en psoriasis verergeren. Stress kan zelfs invloed hebben op ons haar, wat mogelijk leidt tot haaruitval of vroegtijdig grijs worden. Deze fysieke manifestaties van stress kunnen onze eigenwaarde en zelfvertrouwen verder aantasten, wat extra psychologische stress creëert en de cyclus in stand houdt.

Gezien de grote impact van stress op ons gewicht en uiterlijk, is het cruciaal om effectieve stressmanagementtechnieken te ontwikkelen. Een krachtige aanpak is mindfulness meditatie. Deze oefening houdt in dat we ons richten op het huidige moment zonder oordeel, waardoor we onze gedachten en gevoelens kunnen observeren zonder erdoor overweldigd te worden. Regelmatige mindfulness beoefening verlaagt aantoonbaar het cortisolniveau en verbetert de emotionele regulatie.

Dr. Jon Kabat-Zinn, de oprichter van Mindfulness-Based Stress Reduction (MBSR), legt uit: "Mindfulness gaat over volledig wakker zijn in ons leven. Het gaat over het waarnemen van de prachtige levendigheid van elk moment. We voelen ons levendiger. We krijgen ook direct toegang tot onze eigen krachtige innerlijke bronnen voor inzicht, transformatie en genezing."

Een andere effectieve techniek voor stressvermindering is regelmatige lichaamsbeweging. Beweging helpt niet alleen om een gezond gewicht te behouden, maar dient ook als een krachtige stressverlichting. Wanneer we aan fysieke activiteit doen, geeft ons lichaam endorfine af, vaak "feel-good"-hormonen genoemd. Deze natuurlijke chemicaliën helpen om de stemming te verbeteren, angst te verminderen en een gevoel van welzijn te bevorderen. Zelfs matige lichaamsbeweging, zoals een stevige wandeling van 30 minuten, kan aanzienlijke stressverminderende voordelen hebben.

Het opnemen van ontspanningstechnieken in uw dagelijkse routine kan ook zeer effectief zijn bij het beheersen van stress. Diepe ademhalingsoefeningen, progressieve spierontspanning en yoga zijn allemaal praktijken die kunnen helpen de ontspanning reactie van het lichaam te activeren, waardoor de effecten van stress worden tegengegaan. Deze technieken kunnen bijzonder nuttig zijn als ze regelmatig worden beoefend, waardoor een buffer wordt gecreëerd tegen de stress van het dagelijks leven.

Het is ook belangrijk om slaap te prioriteren als onderdeel van uw stress management strategie. Voldoende slaap is cruciaal voor zowel fysiek als mentaal herstel. Het vaststellen van een consistent slaapschema, het creëren van een ontspannende bedtijd routine en het verzekeren dat uw slaapomgeving bevorderlijk is voor rust, kunnen allemaal bijdragen aan een betere slaapkwaliteit en bijgevolg beter stressmanagement.

Sociale steun is een ander cruciaal element in het omgaan met stress. Contact maken met anderen, onze zorgen delen en emotionele steun ontvangen kan ons stressniveau aanzienlijk verminderen. Of het nu via hechte vriendschappen, familierelaties of ondersteuningsgroepen is, het hebben van een netwerk van mensen waar we in stressvolle tijden naartoe kunnen, kan een aanzienlijk verschil maken in ons vermogen om ermee om te gaan.

Time Management en organisatie kunnen ook een rol spelen bij het verminderen van stress. Vaak voelen we ons overweldigd omdat we te veel verantwoordelijkheden proberen te combineren zonder een duidelijk plan. Leren om taken te prioriteren, realistische doelen te stellen en onze tijd effectief te beheren, kan helpen om gevoelens van overweldigd zijn en de controle verliezen te verminderen.

Het is ook de moeite waard om de rol van voeding in stressmanagement te overwegen. Hoewel stress kan leiden tot slechte eetgewoonten, geldt het omgekeerde ook: een uitgebalanceerd, voedzaam dieet kan helpen de effecten van stress te verzachten. Voedingsmiddelen die rijk zijn aan omega-3-vetzuren, zoals vette vis, walnoten en lijnzaad, blijken stresshormonen te helpen verminderen. Complexe koolhydraten kunnen helpen om de serotoninepiegels te verhogen, wat een gevoel van kalmte en welzijn bevordert.

Cognitieve herstructurering is een ander krachtig hulpmiddel voor het omgaan met stress. Dit omvat het identificeren en uitdagen van negatieve denkpatronen die bijdragen aan stress. Door te leren onze gedachten op een meer evenwichtige en realistische manier te herformuleren, kunnen we de emotionele impact van stressvolle situaties verminderen. Bijvoorbeeld, in plaats van te denken, "Ik zal nooit in staat zijn om af te vallen," kunnen we dit herformuleren als, "Afvallen is een uitdaging, maar met doorzettingsvermogen en de juiste strategieën, kan ik vooruitgang boeken."

Het is belangrijk om te beseffen dat het vinden van een levensstijl die stress minimaliseert niet gaat over het elimineren van alle bronnen van stress uit ons leven. Sommige stress is onvermijdelijk en kan zelfs gunstig zijn in kleine doses. In plaats daarvan gaat het om het creëren van een leven dat ons in staat stelt om stress effectief te beheren en een gevoel van evenwicht en welzijn te behouden.

Dit kan betekenen dat we grenzen stellen in ons persoonlijke en professionele leven, leren nee te zeggen tegen verplichtingen die niet aansluiten bij onze prioriteiten en tijd vrijmaken voor activiteiten die ons vreugde en ontspanning brengen. Het kan betekenen dat we onze carrièrekeuzes, onze woonsituatie of onze relaties opnieuw beoordelen om ervoor te zorgen dat ze aansluiten bij onze waarden en positief bijdragen aan ons welzijn.

Dr. Robert Sapolsky, een neurowetenschapper en stress expert, benadrukt hoe belangrijk het is om betekenis en doel in ons leven te vinden als buffer tegen stress. Hij stelt: "Als je iets doet waar je in gelooft, iets waar je om geeft, dat voedend en ondersteunend is, kun je beter met stressoren omgaan."

Terwijl we werken aan onze doelen van gewichtsverlies en een beter uiterlijk, is het cruciaal om te onthouden dat stressmanagement geen luxe of bijzaak is - het is een fundamenteel onderdeel van onze algehele gezondheid en welzijn. Door effectieve stressmanagementtechnieken te implementeren en een levensstijl te creëren die evenwicht en veerkracht bevordert, verbeteren we niet alleen onze kansen om onze fysieke doelen te bereiken; we verbeteren ook onze algehele kwaliteit van leven.

In de reis van persoonlijke transformatie kan het effectief omgaan met stress de sleutel zijn die duurzame verandering ontsluit. Het stelt ons in staat om onze doelen te benaderen met helderheid, consistentie en een gevoel van innerlijke rust. Terwijl we vooruitgaan, laten we onthouden dat echte transformatie niet alleen gaat over het veranderen van ons lichaam; het gaat ook over het voeden van onze geest en ziel. Door de kunst van stressmanagement onder de knie te krijgen, werken we niet alleen aan een nieuw uiterlijk – we cultiveren een nieuwe, meer evenwichtige en vervullende manier van leven.

Nu we onze verkenning van stressmanagement afronden, is het belangrijk om te erkennen dat dit geen eenmalige inspanning is, maar een doorlopend proces van leren en aanpassen. In het volgende hoofdstuk duiken we in het cruciale onderwerp van het creëren van permanente gewoontes voor succes op de lange termijn. We onderzoeken hoe de stressmanagementtechnieken die we hebben besproken, kunnen worden geïntegreerd in onze dagelijkse routines, een tweede natuur kunnen worden en onze voortdurende reis van transformatie kunnen ondersteunen.

Hoofdstuk 13

Terwijl we de overgang maken van het managen van stress naar het creëren van blijvende verandering, richten we ons nu op het kritieke aspect van het ontwikkelen van permanente gewoontes voor succes op de lange termijn. Dit hoofdstuk duikt in de complexiteit van gewoontevorming en biedt praktische strategieën voor het integreren van gezonde routines in uw dagelijkse leven.

Gewoontevorming is een fundamenteel proces in menselijk gedrag dat een cruciale rol speelt bij het vormgeven van ons leven. Begrijpen hoe gewoontes worden gevormd, is de eerste stap naar het creëren van blijvende verandering in uw gewicht en uiterlijk. In de kern is een gewoonte een gedrag dat vaak genoeg is herhaald om automatisch te worden. Deze automatisme is wat gewoontes zo krachtig maakt - ze vereisen weinig bewuste inspanning of besluitvorming, waardoor we complexe gedragingen kunnen uitvoeren met minimale mentale energie.

Het proces van gewoontevorming kan worden opgesplitst in drie belangrijke componenten: de cue, de routine en de beloning. Dit concept, gepopulariseerd door Charles Duhigg in zijn boek "The Power of Habit", biedt een raamwerk voor het begrijpen en aanpassen van ons gedrag. De cue is de trigger die het gedrag initieert, de routine is het gedrag zelf en de beloning is het voordeel dat wordt verkregen door het gedrag uit te voeren. Door deze componenten te identificeren en te manipuleren, kunnen we nieuwe gewoontes creëren of bestaande gewoontes aanpassen om onze doelen voor fysieke transformatie te ondersteunen.

Laten we dit proces eens bekijken in de context van het ontwikkelen van een gewoonte van regelmatige lichaamsbeweging. De aanleiding kan zijn dat je de avond ervoor je sportkleding klaarlegt, de routine is de daadwerkelijke training en de beloning kan de endorfine-rush of het gevoel van voldoening zijn na het voltooien van de oefening. Door de aanleiding consequent te koppelen aan de routine en te zorgen voor een bevredigende beloning, kun je geleidelijk aan lichaamsbeweging tot een vast onderdeel van je dagelijkse leven maken.

Het is belangrijk om op te merken dat gewoontevorming tijd kost. Hoewel het populaire idee dat het 21 dagen duurt om een gewoonte te vormen wijdverbreid is, suggereert onderzoek dat de werkelijke tijd aanzienlijk kan variëren van persoon tot persoon en afhankelijk is van de complexiteit van de gewoonte. Een onderzoek gepubliceerd in het European Journal of Social Psychology ontdekte dat het 18 tot 254 dagen kan duren voordat een nieuw gedrag automatisch wordt, met een gemiddelde van 66 dagen. Dit onderstreept het belang van geduld en volharding in het gewoonte vormingsproces.

Een effectieve strategie om permanente gewoontes te creëren is om klein te beginnen en geleidelijk op te bouwen. Deze aanpak, vaak aangeduid als "habit stacking" of "tiny habits", houdt in dat je een nieuw, klein gedrag koppelt aan een bestaande gewoonte. Als je bijvoorbeeld een gewoonte van dagelijkse meditatie wilt ontwikkelen, kun je beginnen met drie diepe ademhalingen direct na het tandenpoetsen in de ochtend. Naarmate dit automatisch wordt, kun je geleidelijk de duur en complexiteit van je meditatie beoefening vergroten.

Een ander cruciaal aspect van gewoontevorming is consistentie. Het uitvoeren van het gewenste gedrag op hetzelfde moment en in dezelfde context elke dag kan de kans aanzienlijk vergroten dat het een gewoonte wordt. Dit komt omdat onze hersenen gedijen op routine en voorspelbaarheid. Door een consistente omgeving en schema te creëren voor uw nieuwe gewoontes, traint u uw hersenen in feite om deze gedragingen te verwachten en automatisch te initiëren.

Laten we eens kijken naar enkele voorbeelden van gezonde gewoontes die kunnen bijdragen aan blijvende veranderingen in gewicht en uiterlijk. Een fundamentele gewoonte is het handhaven van een uitgebalanceerd dieet. Dit betekent niet dat je je aan strikte, niet-duurzame diëten moet houden, maar eerder dat je een consistent eetpatroon ontwikkelt dat je gezondheids- en gewicht doelen ondersteunt. Dit kan gewoontes omvatten zoals het voorbereiden van maaltijden op zondag, altijd een portie groenten bij het avondeten eten of voor elke maaltijd een glas water drinken.

Regelmatige fysieke activiteit is een andere cruciale gewoonte voor succes op de lange termijn. Dit kan betekenen dat u elke ochtend tijd vrijmaakt voor een work-out, een wandeling maakt tijdens uw lunchpauze of elke keer dat u naar het toilet gaat op het werk een set push-ups doet. De sleutel is om manieren te vinden om beweging op een natuurlijke en duurzame manier in uw dagelijkse routine op te nemen.

Slaaphygiëne wordt vaak over het hoofd gezien, maar is essentieel voor het behouden van een gezond gewicht en uiterlijk. Het ontwikkelen van gewoontes zoals op vaste tijden naar bed gaan en wakker worden, het vermijden van schermen een uur voor het slapengaan of het creëren van een ontspannende routine voor het slapengaan kan de kwaliteit en kwantiteit van uw slaap aanzienlijk verbeteren.

Stressbeheersing Gewoontes zijn ook cruciaal voor succes op de lange termijn. Dit kan dagelijkse meditatie, dagboekschrijven of een hobby zijn die u helpt te ontspannen. Door stressvermindering een vast onderdeel van uw dag te maken, is de kans kleiner dat u terugvalt op ongezonde copingmechanismen die uw voortgang kunnen verstoren.

Hydratatie is een ander gebied waar gewoontevorming een significante impact kan hebben. Het ontwikkelen van een gewoonte om 's ochtends als eerste een glas water te drinken, de hele dag een waterfles bij je te hebben of bij elke maaltijd een glas water te drinken, kan helpen om ervoor te zorgen dat je goed gehydrateerd blijft, wat essentieel is voor zowel gewichtsbeheersing als algehele gezondheid.

Het is belangrijk om te beseffen dat het creëren van permanente gewoontes niet draait om perfectie, maar om consistentie en veerkracht. Er zullen onvermijdelijk dagen zijn waarop je je niet perfect aan je nieuwe gewoontes houdt. De sleutel is om deze incidentele misstappen niet je hele inspanning te laten ontsporen. Zie ze in plaats daarvan als leermomenten en kom snel weer op het goede spoor.

Flexibiliteit en aanpassing zijn cruciale elementen bij het creëren van blijvende gewoontes. Naarmate u vordert op uw transformatie reis, zult u merken dat bepaalde gewoontes moeten worden aangepast of vervangen. Misschien wordt een ochtendtraining routine die in eerste instantie goed werkte, moeilijk vol te houden vanwege veranderingen in uw werkschema. In dergelijke gevallen is het belangrijk om bereid te zijn om uw gewoontes aan te passen aan uw veranderende omstandigheden in plaats van ze volledig te verlaten.

Een effectieve manier om flexibiliteit te behouden en toch te profiteren van de kracht van gewoontes, is om je te richten op het creëren van 'keystone habits'. Dit zijn gewoontes die, wanneer ze worden geïmplementeerd, vaak een positief domino-effect hebben op andere gebieden van je leven. Regelmatige lichaamsbeweging wordt bijvoorbeeld vaak beschouwd als een keystone-gewoonte, omdat het leidt tot betere eetgewoonten, betere slaap en een hogere productiviteit. Door je te richten op het ontwikkelen en onderhouden van deze keystone-gewoontes, creëer je een basis voor algehele positieve verandering die zich kan aanpassen aan verschillende levensomstandigheden.

Het is ook de moeite waard om op te merken dat het proces van gewoontevorming zelf een gewoonte kan worden. Naarmate u bedrevener wordt in het identificeren van signalen, het vaststellen van routines en het herkennen van beloningen, zult u het gemakkelijker vinden om in de toekomst nieuwe gewoontes te creëren. Deze vaardigheid van "leren leren" is van onschatbare waarde voor het behouden van succes op de lange termijn in uw gewichts- en uiterlijk doelen.

Concluderend is het creëren van permanente gewoontes een krachtige strategie om veranderingen in gewicht en uiterlijk te bereiken en te behouden. Door de mechanismen van gewoontevorming te begrijpen, klein te beginnen, consistentie te behouden en flexibel te blijven, kunt u een duurzame levensstijl creëren die uw transformatiedoelen ondersteunt. Vergeet niet dat de reis van persoonlijke transformatie voortdurend is en dat de gewoontes die u nu ontwikkelt, de basis vormen voor voortdurende groei en ontwikkeling in de toekomst.

Terwijl we vooruitblikken naar het volgende hoofdstuk, zullen we het belang van het vieren van je successen en mijlpalen tijdens deze reis onderzoeken. Het erkennen en erkennen van je vooruitgang is niet alleen een feelgood-oefening, maar een cruciaal onderdeel van het behouden van motivatie en het versterken van de positieve gewoontes waar je zo hard aan hebt gewerkt.

Hoofdstuk 14

Terwijl we overgaan van het vorige hoofdstuk over het creëren van permanente gewoontes voor succes op de lange termijn, richten we onze aandacht nu op een even belangrijk aspect van persoonlijke transformatie: het erkennen en vieren van onze prestaties. Hoofdstuk 14 richt zich op de kunst van het vieren van succes en bereikte mijlpalen, een vaak over het hoofd gezien maar cruciaal element in het behouden van motivatie en het versterken van positief gedrag.

Persoonlijke mijlpalen erkennen en vieren is een krachtig hulpmiddel op de reis van zelfverbetering. Te vaak zijn we zo gefocust op onze einddoelen dat we vergeten de vooruitgang die we onderweg hebben geboekt te erkennen. Dit toezicht kan leiden tot burn-out en een verlies van motivatie, wat onze inspanningen voor blijvende verandering mogelijk kan doen ontsporen. Door de tijd te nemen om onze prestaties te erkennen, hoe klein ze ook lijken, creëren we een positieve feedbackloop die onze toewijding aan onze doelen versterkt.

Denk aan Sarah, een werkende moeder die aan een reis begon om haar gezondheid en conditie te verbeteren. In het begin was haar uiteindelijke doel om 50 pond af te vallen en een marathon te rennen. Sarahs personal trainer adviseerde haar echter om dit grotere doel op te delen in kleinere, beter beheersbare mijlpalen. Elke keer dat Sarah vijf pond verloor of haar hardloopafstand met een mijl vergrootte, nam ze even de tijd om haar vooruitgang te erkennen. Deze regelmatige erkenning van haar prestaties gaf niet alleen haar zelfvertrouwen een boost, maar gaf haar ook de motivatie om door te blijven gaan, zelfs als ze met uitdagingen werd geconfronteerd.

De kracht van vieren ligt niet alleen in de daad zelf, maar ook in de neurologische veranderingen die het in onze hersenen teweegbrengt. Wanneer we een prestatie vieren, geeft onze hersenen dopamine af, een neurotransmitter die geassocieerd wordt met plezier en beloning. Deze chemische reactie versterkt het gedrag dat tot de prestatie heeft geleid, waardoor het waarschijnlijker wordt dat we dat gedrag in de toekomst zullen herhalen. Zoals neuropsycholoog Rick Hanson het zegt: "De hersenen zijn als klittenband voor negatieve ervaringen, maar teflon voor positieve." Door bewust onze successen te vieren, helpen we onze hersenen om positieve ervaringen beter vast te houden, en zo onze natuurlijke neiging tot negativiteitsbias tegen te gaan.

Het is echter belangrijk om op te merken dat niet alle vormen van vieren even gunstig zijn. De sleutel is om beloningen te kiezen die aansluiten bij en onze algehele doelen ondersteunen, in plaats van ze te ondermijnen. Als je doel bijvoorbeeld gewichtsverlies is, kan het vieren van een mijlpaal door te genieten van een grote, calorierijke maaltijd tijdelijk plezier opleveren, maar uiteindelijk je voortgang terugdraaien. Overweeg in plaats daarvan non-food beloningen die je reis verbeteren, zoals het kopen van nieuwe sportkleding, jezelf trakteren op een massage of een dagtrip maken naar een plek die je altijd al hebt willen bezoeken.

Het creëren van een gestructureerd beloningssysteem kan een effectieve manier zijn om de motivatie te behouden zonder de voortgang te laten ontsporen. Dit systeem moet worden gepersonaliseerd op basis van uw voorkeuren en doelen, en moet een mix van kleine, frequente beloningen voor kleine mijlpalen en grotere beloningen voor belangrijke prestaties bevatten. U kunt uzelf bijvoorbeeld belonen met een ontspannend bubbelbad na een week van consistente trainingen, en een weekendje weg plannen na het bereiken van een groot gewichtsverlies doel.

Dr. BJ Fogg, gedragswetenschapper aan Stanford University, benadrukt het belang van onmiddellijke viering, zelfs voor de kleinste stappen richting onze doelen. Hij stelt voor om elk klein succes te koppelen aan een kort moment van viering, wat hij een "shine" noemt. Dit kan zo simpel zijn als "Ik heb het gedaan!" zeggen of een snelle overwinningsdans doen. Volgens Fogg, "als je de kleine successen viert, creëer je een positief gevoel in jezelf. Dit goede gevoel bedraadt je hersenen om het gedrag in de toekomst te herhalen."

Reflectie is een ander cruciaal aspect van het vieren van mijlpalen. De tijd nemen om terug te blikken op je reis stelt je niet alleen in staat om te waarderen hoe ver je bent gekomen, maar biedt ook waardevolle inzichten om verder te gaan. Reflectie kan vele vormen aannemen, van het bijhouden van een dagboek over je ervaringen tot het hebben van een oprecht gesprek met een steunende vriend of familielid. De sleutel is om deze reflectie te benaderen met een geest van nieuwsgierigheid en medeleven, zelfkritiek te vermijden en in plaats daarvan te focussen op wat je hebt geleerd en hoe je bent gegroeid.

Overweeg de gewoonte om een "succes dagboek" bij te houden. Schrijf het op elke keer dat u een mijlpaal bereikt of een uitdaging overwint, hoe klein ook. Neem details op over wat u deed, hoe u zich voelde en wat u van de ervaring hebt geleerd. Na verloop van tijd wordt dit dagboek een krachtig bewijs van uw vooruitgang en veerkracht, iets waar u zich op kunt beroepen voor motivatie in moeilijke tijden.

Het is ook belangrijk om te erkennen dat succes niet altijd lineair is. Er zullen tegenslagen en plateaus zijn onderweg, en het is cruciaal om je doorzettingsvermogen ook in deze uitdagende tijden te vieren. Het vermogen om je toewijding aan je doelen te behouden, zelfs als de vooruitgang traag of niet-bestaand lijkt, is een belangrijke prestatie op zich en verdient erkenning.

Terwijl u uw successen viert, vergeet dan niet om uw support netwerk te betrekken. Het delen van uw prestaties met vrienden, familie of een supportgroep versterkt niet alleen de vreugde van het moment, maar versterkt ook uw sociale connecties. Deze connecties kunnen onschatbare aanmoediging en verantwoording bieden terwijl u uw reis voortzet.

Het is echter net zo belangrijk om te leren om je prestaties onafhankelijk te vieren. Hoewel externe validatie motiverend kan zijn, komt echt zelfvertrouwen voort uit het erkennen en waarderen van je eigen vooruitgang, ongeacht de meningen van anderen. Psycholoog Dr. Kristin Neff, bekend om haar werk op het gebied van zelfcompassie, benadrukt hoe belangrijk het is om onszelf te behandelen met dezelfde vriendelijkheid en begrip die we een goede vriend zouden bieden. Dit omvat het erkennen en vieren van onze inspanningen en prestaties, zelfs als ze voor anderen onbelangrijk lijken.

Nu we het einde van dit hoofdstuk naderen, is het de moeite waard om te reflecteren op hoe ver je bent gekomen in je eigen transformatie reis. Neem even de tijd om na te denken over de mijlpalen die je hebt bereikt, de uitdagingen die je hebt overwonnen en de persoon die je aan het worden bent. Elke stap vooruit, hoe klein ook, is een bewijs van je toewijding en veerkracht.

Vergeet niet dat de reis van persoonlijke transformatie niet alleen gaat over het bereiken van een eindbestemming, maar over het groeien en evolueren onderweg. Door uw successen en bereikte mijlpalen te vieren, erkent u niet alleen uw vooruitgang, maar bouwt u ook het vertrouwen en de motivatie op om door te gaan. Terwijl we overgaan naar het laatste hoofdstuk, zullen we onderzoeken hoe u dit momentum kunt behouden en kunt blijven groeien en ontwikkelen, lang nadat u uw oorspronkelijke doelen hebt bereikt.

Hoofdstuk 15

Nu we het laatste hoofdstuk van onze transformatieve reis naderen, is het essentieel om te erkennen dat persoonlijke groei en ontwikkeling doorlopende processen zijn. Het pad dat we zijn ingeslagen, eindigt niet met de laatste pagina van dit boek; het is eerder een levenslang avontuur van voortdurende verbetering en zelfontdekking. In dit hoofdstuk onderzoeken we het belang van het behouden van een mindset van voortdurend leren en groeien, strategieën voor het stellen van nieuwe uitdagingen en doelen, en methoden om verdere transformatie en ontwikkeling in je leven te stimuleren.

Het belang van een continu leer- en groeiproces kan niet genoeg worden benadrukt. Zoals de oude Griekse filosoof Heraclitus ooit zei: "De enige constante in het leven is verandering." Deze diepgaande uitspraak herinnert ons eraan dat stagnatie de vijand is van vooruitgang. Om je nieuwe zelf echt te omarmen en te blijven evolueren, moet je een mindset cultiveren die waarde hecht aan levenslang leren. Dit betekent niet dat je constant formeel onderwijs moet volgen; het gaat erom elke dag te benaderen met nieuwsgierigheid en openheid voor nieuwe ervaringen en kennis.

Een effectieve manier om deze mindset te bevorderen is door regelmatige zelfreflectie. Neem elke week de tijd om te overwegen wat je hebt geleerd, hoe je bent gegroeid en op welke gebieden je nog ruimte voor verbetering ziet. Deze praktijk van introspectie stelt je in staat om verbonden te blijven met je persoonlijke ontwikkelingsreis en nieuwe kansen voor groei te identificeren. Je zou kunnen overwegen om een dagboek bij te houden om je gedachten en inzichten vast te leggen, waardoor je een tastbaar verslag van je voortgang in de loop van de tijd creëert.

Een ander cruciaal aspect van continu leren is het zoeken naar diverse bronnen van informatie en inspiratie. Lees boeken over verschillende onderwerpen, luister naar podcasts met experts in vakgebieden die u interesseren of volg workshops en seminars die aansluiten bij uw doelen. Door uzelf bloot te stellen aan verschillende perspectieven en ideeën, verbreedt u uw horizon en ontdekt u nieuwe wegen voor persoonlijke en professionele ontwikkeling.

Het is ook belangrijk om te onthouden dat leren niet altijd van externe bronnen komt. Vaak komen onze meest diepgaande lessen voort uit onze eigen ervaringen en die van de mensen om ons heen. Oefen actief luisteren in uw gesprekken met anderen en sta open om te leren van hun ervaringen en inzichten. Iedereen die u ontmoet, heeft het potentieel om u iets waardevols te leren, als u interacties benadert met een open geest en een bereidheid om te leren.

Terwijl je doorgaat met je reis van zelfverbetering, is het cruciaal om jezelf uit te blijven dagen en nieuwe doelen te stellen. De comfortzone is een prachtige plek, maar er groeit nooit iets. Om echt te evolueren en je volledige potentieel te bereiken, moet je regelmatig verder gaan dan je huidige beperkingen en onbekend terrein in je leven verkennen.

Een effectieve strategie om jezelf te blijven uitdagen is om je doelen regelmatig opnieuw te beoordelen en bij te werken. De doelen die je aan het begin van je transformatie reis stelde, zijn mogelijk niet langer relevant of uitdagend genoeg naarmate je vordert. Neem de tijd om na te denken over je huidige situatie en aspiraties en stel nieuwe doelen die je mogelijkheden vergroten en je inspireren om grotere hoogten te bereiken.

Denk bij het stellen van deze nieuwe doelen aan de SMART-criteria die we eerder in het boek hebben besproken: Specifiek, Meetbaar, Acceptabel, Relevant en Tijdgebonden. Dit raamwerk helpt ervoor te zorgen dat uw nieuwe doelen zowel uitdagend als realistisch zijn. Als u bijvoorbeeld succesvol bent afgevallen en uw conditie hebt verbeterd, kan uw volgende doel zijn om binnen het komende jaar een halve marathon te voltooien. Dit doel is specifiek (een halve marathon voltooien), meetbaar (13,1 mijl), haalbaar (met de juiste training), relevant (voor uw fitness reis) en tijdgebonden (binnen het komende jaar).

Het is ook belangrijk om jezelf uit te dagen op gebieden die verder gaan dan fysieke fitheid en uiterlijk. Overweeg om doelen te stellen die gerelateerd zijn aan je carrière, relaties, persoonlijke interesses of betrokkenheid bij de gemeenschap. Deze holistische benadering van zelfverbetering zal leiden tot een completer en bevredigender leven. Je kunt bijvoorbeeld een doel stellen om een nieuwe taal te leren, vrijwilligerswerk te doen voor een doel waar je gepassioneerd over bent of een professionele certificering in je vakgebied na te streven.

Onthoud dat het proces van jezelf uitdagen en nieuwe doelen stellen niet draait om constante ontevredenheid met je huidige staat. Het gaat erom dat je je potentieel voor groei erkent en er voortdurend naar streeft om de beste versie van jezelf te worden. Zoals de motiverende spreker Les Brown ooit zei: "Shoot for the moon. Ook al mis je, dan land je tussen de sterren." Deze mindset moedigt je aan om groot te dromen en je grenzen te verleggen, wetende dat je, zelfs als je je verheven doelen niet volledig bereikt, toch aanzienlijke vooruitgang zult boeken en in het proces zult groeien.

Terwijl je je blijft ontwikkelen en transformeren, is het cruciaal om manieren te vinden om verdere groei en evolutie in je leven te stimuleren. Een krachtige methode is om nieuwe ervaringen op te doen en regelmatig buiten je comfortzone te stappen. Dit kan betekenen dat je nieuwe activiteiten probeert, naar onbekende plekken reist of in contact komt met mensen met een andere achtergrond en cultuur. Elke nieuwe ervaring heeft het potentieel om je perspectief te verbreden, je aannames uit te dagen en bij te dragen aan je persoonlijke groei.

Een andere effectieve manier om voortdurende transformatie te stimuleren is door middel van mentorschap en coaching. Zoek mensen die het soort succes of persoonlijke groei hebben bereikt waar jij naar streeft, en leer van hun ervaringen en inzichten. Dit kan betekenen dat je een formele mentor in jouw vakgebied vindt, samenwerkt met een lifecoach of gewoon relaties opbouwt met mensen die je bewondert en respecteert. De begeleiding en steun van mensen die soortgelijke paden hebben bewandeld, kunnen van onschatbare waarde zijn bij het navigeren door jouw eigen reis van zelfverbetering.

Het is ook belangrijk om een groeimindset te cultiveren, een concept dat populair is gemaakt door psycholoog Carol Dweck. Dit houdt in dat je gelooft dat je vaardigheden en intelligentie kunnen worden ontwikkeld door inspanning, leren en doorzettingsvermogen. Mensen met een groeimindset zien uitdagingen als kansen om te leren en te groeien, in plaats van als bedreigingen voor hun zelfbeeld. Door dit perspectief aan te nemen, zul je veerkrachtiger zijn in het geval van tegenslagen en zul je waarschijnlijker volharden in het nastreven van je doelen.

Een praktische manier om een groeimindset te bevorderen is om je zelfpraat te herformuleren. In plaats van te zeggen "Ik kan dit niet", probeer te zeggen "Ik kan dit nog niet." Deze simpele verandering in taal erkent het potentieel voor groei en verbetering. Zie fouten en mislukkingen op dezelfde manier niet als aanklachten tegen je vaardigheden, maar als waardevolle leerervaringen die bijdragen aan je algehele ontwikkeling.

Een ander cruciaal aspect van voortdurende persoonlijke ontwikkeling is de praktijk van zelfzorg. Terwijl je jezelf blijft uitdagen en nieuwe doelen nastreeft, is het essentieel om balans te behouden en burn-out te voorkomen. Dit houdt in dat je tijd neemt voor rust en ontspanning, deelneemt aan activiteiten die je vreugde en vervulling brengen en prioriteit geeft aan je fysieke en mentale gezondheid. Vergeet niet dat zelfzorg niet egoïstisch is; het is een noodzakelijk onderdeel van duurzame persoonlijke groei.

Een deel van het stimuleren van verdere transformatie omvat het regelmatig opnieuw beoordelen van uw waarden en prioriteiten. Naarmate u groeit en verandert, kan datgene wat voor u het belangrijkst is ook veranderen. Neem regelmatig de tijd om na te denken over uw kernwaarden en zorg ervoor dat uw doelen en acties aansluiten bij deze principes. Deze afstemming tussen uw waarden en uw dagelijkse leven is cruciaal voor het behouden van een gevoel van doelgerichtheid en authenticiteit in uw persoonlijke ontwikkelingsreis.

Het is ook waardevol om feedback van anderen te zoeken terwijl je blijft groeien en evolueren. Hoewel zelfreflectie belangrijk is, hebben we vaak blinde vlekken als het gaat om ons eigen gedrag en onze voortgang. Vertrouwde vrienden, familieleden of collega's kunnen waardevolle inzichten bieden in gebieden waar je bent verbeterd en aspecten van jezelf die baat kunnen hebben bij verdere ontwikkeling. Sta open voor deze feedback, zelfs als het moeilijk is om te horen, en gebruik het als een hulpmiddel voor voortdurende groei.

Nu we het einde van dit hoofdstuk en dit boek naderen, is het belangrijk om te onthouden dat de reis van persoonlijke transformatie nooit echt voltooid is. Er zullen altijd nieuwe hoogten zijn om te bereiken, nieuwe vaardigheden om te beheersen en nieuwe aspecten van jezelf om te ontdekken en ontwikkelen. Omarm dit voortdurende proces met enthousiasme en nieuwsgierigheid, en zie elke dag als een kans om te leren, groeien en een nog betere versie van jezelf te worden.

In de woorden van de beroemde auteur over persoonlijke ontwikkeling Jim Rohn: "Uw persoonlijke groei is het enige dat ertoe doet. U bent uw belangrijkste project. Investeer elke dag in uzelf." Terwijl u verdergaat met dit boek, neem de tools, inzichten en motivatie die u hebt opgedaan met u mee. Blijf investeren in uzelf, daag uw grenzen uit en streef uw dromen na met onwrikbare vastberadenheid.

Onthoud dat tegenslagen en obstakels geen mislukkingen zijn, maar kansen om te groeien en te leren. Omarm deze uitdagingen als onderdeel van je reis, wetende dat elke uitdaging je dichter bij het worden van de persoon brengt die je wilt zijn. Blijf toegewijd aan je doelen, maar blijf ook flexibel en open voor nieuwe mogelijkheden die zich onderweg kunnen voordoen.

Terwijl we dit hoofdstuk en dit boek afsluiten, weet dat je de kracht in je hebt om blijvende verandering te creëren en om je voortdurend te ontwikkelen tot de beste versie van jezelf. Je transformatie reis eindigt hier niet; in veel opzichten is het pas net begonnen. Omarm de weg vooruit met moed, nieuwsgierigheid en toewijding, en vertrouw op je vermogen om te groeien, leren en floreren in elk aspect van je leven.

Boek Conclusie

Nu we deze reis van zelftransformatie afronden, is het duidelijk dat het veranderen van je gewicht en uiterlijk veel meer is dan alleen fysieke veranderingen. In dit boek hebben we de veelzijdige aanpak onderzocht die nodig is voor blijvende verandering. Van het begrijpen van je motivaties en het stellen van haalbare doelen tot het ontwikkelen van gezonde eetgewoonten en effectieve training routines, elke stap is cruciaal in je transformatieproces.

We zijn dieper ingegaan op het belang van mentale technieken voor het opbouwen van zelfvertrouwen en het behouden van een positief zelfbeeld. Deze psychologische aspecten zijn net zo belangrijk als de fysieke aspecten in uw reis naar een nieuwe u. We hebben ook veelvoorkomende obstakels en tegenslagen aangepakt en u strategieën gegeven om deze te overwinnen en op koers te blijven. Vergeet niet dat transformatie niet altijd een lineair proces is en dat veerkracht de sleutel is tot succes op de lange termijn.

Het boek benadrukt het belang van holistisch welzijn en behandelt onderwerpen als goede hydratatie, goede slaap en stressmanagement. Deze elementen spelen een cruciale rol bij het ondersteunen van uw fysieke transformatie en algehele gezondheid. We hebben ook onderzocht hoe uw uiterlijke verschijning, inclusief uw kledingkeuzes, uw zelfperceptie en zelfvertrouwen kunnen beïnvloeden. Door uw persoonlijke stijl af te stemmen op uw nieuwe zelf, versterkt u de positieve veranderingen die u doormaakt.

Het creëren van blijvende gewoontes en het vieren van je prestaties zijn essentiële onderdelen van je transformatiereis. We hebben begeleiding gegeven over hoe je duurzame gewoontes kunt vormen die je nieuwe levensstijl ondersteunen, lang nadat je je oorspronkelijke doelen hebt bereikt. Vergeet niet om elke mijlpaal onderweg te erkennen en te vieren, want deze momenten van erkenning zullen je motivatie voeden om te blijven groeien en evolueren.

Houd in gedachten dat persoonlijke transformatie een doorlopend proces is terwijl u vooruitgaat. De strategieën en inzichten die in dit boek worden gedeeld, zijn ontworpen om aanpasbaar te zijn aan uw veranderende behoeften en omstandigheden. Uw reis eindigt niet wanneer u uw streefgewicht bereikt of een bepaald uiterlijk bereikt. In plaats daarvan gaat het om het voortdurend stellen van nieuwe doelen, uzelf uitdagen en streven naar persoonlijke groei in alle aspecten van uw leven.

Uiteindelijk gaat "Your New Self: Change in Weight and Appearance" niet alleen over het transformeren van je lichaam, maar ook over het ontdekken van een zelfverzekerder, gezonder en gelukkiger versie van jezelf. Terwijl je de principes en technieken toepast die in dit boek worden beschreven, onthoud dan dat echte verandering van binnenuit komt. Omarm deze reis van zelfontdekking en transformatie en laat het het begin zijn van een levenslange toewijding aan je welzijn en persoonlijke groei.

www.ingramcontent.com/pod-product-compliance
Lightning Source LLC
LaVergne TN
LVHW091117150826
845673LV00002B/862

9798230982838